腰背痠痛修復書

Back Pain Relief Plan

A 20-Minute Exercise-Based Program to Prevent, Manage, and Ease Pain

美國脊骨神經科醫師
瑞奇・費希曼Ricky Fishman／著
王冠中／譯

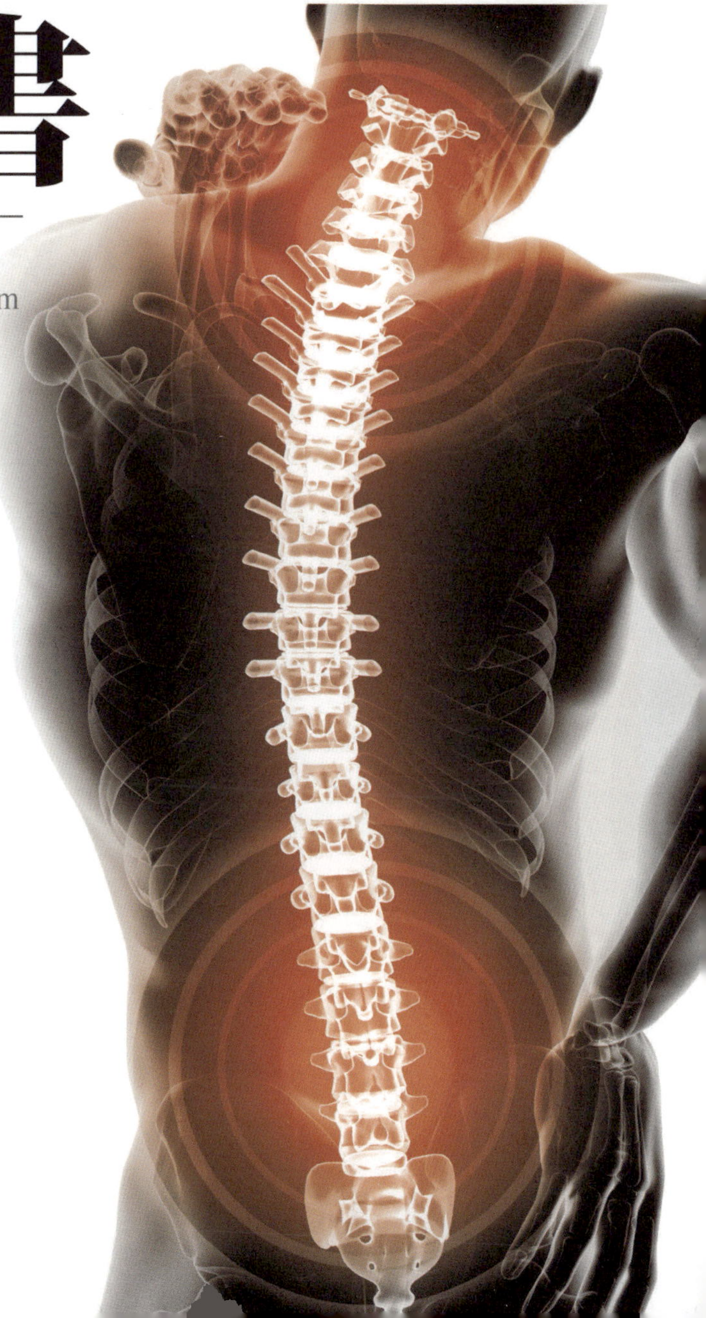

獻給在我多年執業生涯中的每一位患者，

感謝與我分享你們的療癒歷程。

目錄

【前言】

一項能修復背痛的客製化療癒計畫

從早年開始，我就有著強烈的使命感要成爲治療師。我總是能夠本能地感知他人的感受——他們的快樂和喜悅，當然還有他們的痛苦。當我發現脊骨神經醫學（chiropractic medicine）時，我找到了一個治療系統讓我能夠做點什麼來協助人們緩解痛苦。我只需要用我的雙手和腦袋，就能改善他們的生活。

脊骨神經照護在治療背部疼痛方面非常有效。我在診間服務的患者，幾乎所有人都有背痛的問題，因此治療背部疼痛成了我的核心工作。對此，我也感到開心。

在我執業的初期，我提供給客戶的是標準的脊骨神經調整。我透過整脊的程序來緩解他們的神經不適與疼痛，但效果通常很短暫。有些患者必須持續來找我治療，但這並不是我想要的結果。我需要瞭解爲什麼他們的疼痛沒能根治，並且想出方法來協助他們防止疼痛復發。

透過數十年的執業經歷與研究，我發現了一個簡單的眞相：對許多人來說，不論造成背痛的原因是什麼，最有效的治療方式，就是透過伸展和運動來鍛鍊強勁且柔韌的身體。

藉由《腰背痠痛修復書》這本書，我的目標是要提供給你（或者一個朋友、愛人、抑或你認識的任何有背部疼痛問題的人）一項能夠客製化的訓練計畫來緩解疼痛。我很高興能夠與你分享安全且有效的訓練計畫，這是我和我的患者們一起開發的計畫。我的訓練計畫著重在下背部，這是最常會出現疼痛與不適的區域。儘管如此，你也能透過這項計畫來治療背部其他區域的不適情況。

本書列出了一系列的鍛鍊、伸展和低衝擊心肺運動，且有簡易到困難（從低強度操到高強度操）不等的程度。此外，書中也有針對飲食、睡眠以及工作環境人體工學的建議。

當你生活在疼痛中，可能會很難想像沒有疼痛的人生。要是你的疼痛是偶發性的，那更是如此——正當你覺得自己已經擺脫疼痛，它就又痛起來了。我知道那會有多挫折，但希望還是在的。當你在經歷最痛不欲生的狀態時，要知道，已經有非常多的人透過聰明、持續的伸展和運動計畫，戰勝了他們的背痛。

我要鼓勵你去吸收消化這本書裡頭的資訊。一旦你瞭解了爲什麼自己會背痛，你就能著手進行治療了。

你擁有不可思議的療癒力量，但需要有勇氣和毅力去投入。我希望這本書能夠協助你找到那股力量，帶領你踏上沒有背痛的人生旅程。

第一部

瞭解背部構造

下背部疼痛是人們最常會尋求治療的健康問題。這種疼痛沒有差別待遇，不論是年輕人或是年長者，不論是健康的人或是有痼疾者，不論是坐辦公室的白領階級或是操作起重機的藍領勞工，都可能會受到下背疼痛的影響。

下列來自美國脊骨神經醫學會（American Chiropractic Association）的統計數據顯示出背部疼痛問題影響的範圍有多廣：

- 大約三千一百萬的美國人（幾乎是每十人中就有一人）時時刻刻都受到下背部疼痛的困擾。
- 背部疼痛是造成失能的主因，使得許多人無法投入工作和從事日常活動。
- 從1990年到2015年，與背部疼痛相關的失能救濟金請領人數增加了54%。
- 大約80%的人口在一生中都會經歷背部疼痛的情況。

- 下背部疼痛每年給美國人帶來至少五百億美元的損失，這還不包括薪酬損失以及生產力降低的影響。

為了瞭解為什麼背痛在現今世界會如此普遍，尤其是下背部疼痛為何會如此普遍，我要帶大家穿梭回到過去。大約兩萬五千年前，當時人類的身體構造大致與今日的人類相同。人類用了數十萬年的時間，才演化出能夠承受巨大活動量的身體：每日徒步覓食、追逐動物（有時是躲避動物的追逐）、爬樹採集果實，以及挖地找尋可食用的植物根莖。

但人類的身體已經跟不上現代生活。許多人因為久坐的生活型態而流失力量，也有人是因為工作的關係需要進行重複性的肢體動作，因而造成下背部拉傷。在這兩種案例中，人類身體都還沒演化到這樣的運用方式。

特別是下背部疼痛的案例正在持續增加。和糖尿病以及心臟疾病等許多慢性病相同的是，下背部疼痛通常是許多現代元素交互作用下的結果：不健康的飲食、過重的體重、睡眠不足、久坐、沒有時間也沒有精力運動、壓力過大。

下背部疼痛有許多種型態。每個人感受的嚴重程度也不同，從僵硬痠痛到灼熱刺痛不等。有些人是在意外事故後開始有疼痛的症狀，還有些人則是在生活中慢慢地出現疼痛的症狀。

不論造成疼痛的原因是什麼，所有的背痛症狀都分屬三個類別的其中一種：急性、亞急性、慢性。

- **急性**：這類背痛是最常見的。幾乎每個人都經歷過這類疼痛，即使他們的整個身體狀況是很健康的，也會有這類經歷。急性疼痛會來得又突然又強烈，但通常透過基本的自我照顧就能緩解。
- **亞急性**：持續超過六週的疼痛被歸類在亞急性症狀。嚴重程度可能從灼熱刺痛到僵硬痠痛不等，而且是持續性的。

- **慢性**：超過十二週的背痛會被歸類在慢性症狀。

正確的治療方式通常要視你是屬於哪種疼痛類型而定。在正式探索治療疼痛的特定行動計畫前，先好好瞭解你的背部構造會很有幫助，包括背部的肌肉和肌腱、韌帶和椎間盤、神經和血管。在你能夠開始治療你的背部之前，你必須先找到疼痛的源頭。

第1章

疼痛的源頭

儘管背部疼痛是很常見的症狀，

但要找到造成背痛的原因卻未必容易。

下背部是非常複雜的，

有許多身體結構共同運作，造就了一台精密協調的機器。

然而，就和大多數機器一樣，

如果有任何零件損壞、磨損或者偏移，

也會影響到其他的元件，

引發故障的連鎖反應，使得下背部無法正確運作。

背部治療是很複雜的，因爲大多數人都是在感到疼痛時，才知道他們的背部有狀況，而且在大多數案例中，不適的地方通常是離源頭很遠的下游處。舉例來說，你可能會在書桌前一坐就是好幾個小時，造成你的下背部肌肉和關節緊繃，進而刺激到神經，而疼痛感正是神經受刺激所引起的。

在我們進入探索解剖學之前，還有最後一件事要提醒：我會在這裡盡可能呈現出所有元素，協助你精準找出背部疼痛的源頭，好讓你能夠遵循最安全也最有效的運動計畫來緩解背痛。然而在你傾聽自己的身體時，你可能會發現自己想要或需要專業人士來幫你做檢查，以便針對你的獨特需求找出正確的行動方案。

背部解剖學

組成背部的所有結構對於背部的適當運作皆有著至關重要的功能，但每個元素也都有可能是疼痛和功能失常的源頭。

脊椎骨

脊柱是由脊椎骨組成。脊椎骨可分爲幾組，總共二十四節：頸椎有七節、胸椎有十二節、腰椎有五節。

薦骨連接腰椎底部，是由五塊脊椎骨所組成，這五塊脊椎骨會在年輕時融合。最後，連結在薦骨底部的是尾骨。

骨盆

骨盆是由三塊融合的骨頭所組成：坐骨、髂骨、恥骨。薦骨在薦髂關節處連結髂骨，該關節經常是造成下背部疼痛和機能不良的原因。

椎間盤

椎間盤是脊椎骨之間的緩衝軟組織。每個椎間盤都是由兩個主要的部分所組成：外圍是強韌的環狀纖維，中央是凝膠狀的髓核。椎間盤有減震緩衝的功能，協助吸收和分散脊椎所承受的一般壓力與外力震盪衝擊。椎間盤與脊椎骨的協調運作，可讓人做出大幅度的彎曲動作。它們也是形成椎間孔的一個部分，此空間和椎間盤以及脊椎骨接壤，而脊椎神經叢便是從這空間穿過。

肌肉與肌腱

你的背部肌肉與肌腱，相當於是脊椎關節的穩定裝置，也是讓你能夠做背部動作的功臣。肌腱是一種軟組織，能將肌肉連接到骨骼上。

肌肉有充沛的血液供應，因爲肌肉需要大量能量來收縮和產生動作，因此自然會產生代謝廢棄物。肌肉產生的代謝廢棄物包括生物酸。如果這些生物酸沒能充分排出，就可能會造成背部疼痛。

肌腱是由堅韌的纖維結締組織所組成，功能是要穩定結構，而非讓結構移動。因爲肌腱不像肌肉那樣能夠收縮，因此不需要大量的血液供應。在創傷療癒時，肌肉與肌腱所需的血液供應差異頗大。

韌帶

就像肌腱一樣，韌帶也是一種結締組織。韌帶非常強韌，擔任骨頭之間的連結以穩定關節。每塊脊椎骨與上下椎骨所形成的關節，都是透過韌帶來連結和穩固的。

神經

貫穿整個背部（以及身體其他部位）的神經，是中樞神經系統的延伸。中樞神經系統始於大腦，並且透過脊髓延續，脊髓則是由脊柱保護著。脊髓會延伸出神經根成爲脊神經，這些神經形成一個網絡，連結到身體內的每個結構。

本書主要聚焦在兩種不同的神經：運動神經和感覺神經。運動神經會發送動作的訊號。舉例來說，如果你想要彎起手肘，這個簡單的動作背後會有非常多的程序在進行。首先，你在大腦中形成這個想法，然後大腦把信號透過脊髓傳送到脊神經。這個信號會傳達到二頭肌。二頭肌是負責彎曲手肘的肌肉，它在接收到信號後會進行收縮，然後你的手肘就彎起來了。

另一方面，感覺神經的末梢則嵌入脊椎骨、肌肉、韌帶、肌腱、椎間盤以及身體的其他部位，這些神經會對不同類型的刺激做出反應，並且將信號沿著脊神經送回至脊髓，並傳達到大腦。大腦接收到信號，並根據刺激的類型來加以解讀。舉例來說，在接受背部按摩時，可能產生正向的感受，像是舒適和放鬆。而從梯子上摔下來，重重跌到地上，則會刺激神經末梢產生強烈且抽動的疼痛感。

椎間關節複合體

儘管瞭解上述這些結構是很重要的，但瞭解所有元素是如何一同運作的也會很有幫助。這些並不是各自獨立的結構，而是一個高功能複雜系統中的組成元素。

脊椎骨以不同的方式彼此連結。在前部，脊椎骨是由椎間盤連結彼此，也是由椎間盤隔開彼此；在後部，脊椎骨是以脊椎小面連結。整體來看，它們形成了脊椎關節。關節前部和後部的創傷，通常是由不同的因素造成，而且會在身體檢查時以不同的方式顯現。連結脊椎骨的韌帶，以及穩定骨頭和產生動作的肌肉，整個形成更廣的椎間關節複合體，這是脊椎的機能單元，讓你的身體能夠動作。

脊椎小面表面上有軟骨組成的平滑襯裡，這種軟骨是另一種結締組織。而在與軟骨襯裡之間非常細微的空隙中，有著稱作滑液的潤滑物質，讓小面關節能夠輕易地動作。

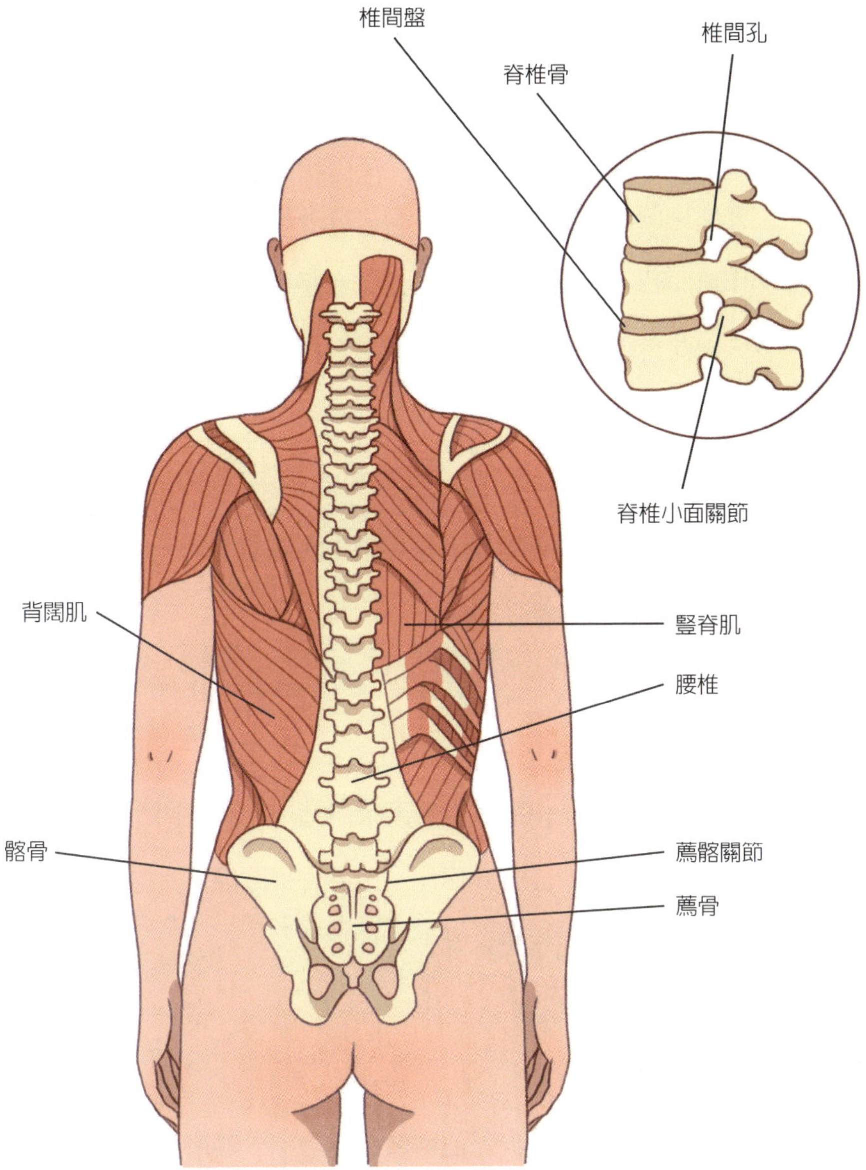
椎間盤
椎間孔
脊椎骨
脊椎小面關節
背闊肌
豎脊肌
腰椎
髂骨
薦髂關節
薦骨

引發背部疼痛的因素

背部是個非常複雜的結構，有著許多移動的元件。當所有的元件都合作無間時，背部的運作就像是一台超棒的機器。但由於組成元件眾多，因此有很多地方可能會造成這台機器故障，導致機能失衡與疼痛。

絕大多數的下背部疼動（大約98%的案例）是機械性的，或是由身體壓力所造成的，因而引發身體上的病痛。

最常見的機械性症狀包括：

脊椎關節退化

此症狀基本上是由於長期的磨損所造成。長時間下來，你的椎間關節可能會退化，造成背部疼痛。由於脊椎關節退化是長期損耗的結果，因此這類症狀在年長者身上最爲常見。

狹窄症

當椎間關節損壞，身體通常會透過增生骨骼來補償。這可能會縮窄了神經延伸出脊柱的空間，也就是所謂的椎間孔，或者甚至可能會造成椎管本身縮窄。這種縮窄情況會給脊椎神經帶來壓力，進而導致疼痛。

椎間盤突出

椎間盤包含了兩個部分：內部凝膠狀的髓核，以及外部強韌的環狀纖維。在長期的機械性壓力下，髓核可能會開始突破內層的環狀纖維。最先會發生的情況是，椎間盤的後方會突起。一段時間後，髓核可能會突破（或脫離）外部的環狀纖維。在這兩種情況下，突起或脫離都可能對延伸出脊椎的神經根造成壓力，這種壓力會引發下背局部疼痛，而且疼痛情況也可能擴散至大腿和腿部，或者造成神經系統症狀，如反射動作遲緩、感覺異常和肌肉無力等。

坐骨神經痛

坐骨神經是由腰椎和薦骨延伸出的五條神經根所組成，是身體內最大的神經，主要負責從髖部一路到腳趾的感覺以及運動功能。當任何一條神經根受到刺激時，你就可能會感受到疼痛、麻痺或者無力的情況，而且會擴散至大腿和腿部。這種使神經受刺激的壓力，通常是因爲椎間盤突出所造成的，因此坐骨神經痛也可以說是椎間盤突出的進階症狀。

梨狀肌症候群

梨狀肌連結到薦骨和髖部，而肌肉底下有坐骨神經。梨狀肌過度緊繃，可能會給坐骨神經帶來刺激性的壓力，引發擴散至腿部的疼痛，類似坐骨神經痛的症狀。

扭傷或拉傷

扭傷是韌帶纖維的損傷，拉傷是肌肉纖維的損傷。韌帶是由富含膠質的結締組織纖維所組成，而肌肉是由收縮纖維所組成。扭傷或拉傷的嚴重程度，要視多少百分比的纖維出現撕裂傷而定。肌肉含血量豐沛，因此拉傷復原的速度會比扭傷快許多。扭傷和拉傷都有可能由突然的機械性壓力所造成，像是腳踝拐到，或者車禍造成的頸部衝擊。

創傷性損傷

下背部的每個結構都有神經連結，因此任何部位受傷都可能造成疼痛。身體對創傷的反應是發炎或分泌組織液。發炎會刺激神經，讓你感受到疼痛。

部分患者會詢問他們是否有神經根病變（神經受擠壓）。很多人以為，和沒有受擠壓的神經比起來，神經根病變是更嚴重的症狀。這是錯誤的認知。當你感受到疼痛時，就是有神經受到擠壓（也就是受到刺激）。神經會傳導疼痛。問題並不在於這人是否有神經受到擠壓，而是在於**哪一處**的神經受到擠壓，是韌帶、肌肉、椎間盤、脊椎小面、還是其他地方？真正的問題在於損傷的位置，以及神經受影響的嚴重程度。這些判定有助於引導治療處置的方式，不論是你自行療癒，或者由執業治療者來協助。

嚴重背痛的症狀和處置

儘管大多數背部疼痛都是由機械性的因素所引起，而且是軟組織長期承受壓力與緊繃的結果，但有時疼痛是由嚴重的症狀所引起的，需要就醫處理。在這些較罕見的情況中，疼痛有可能是緩慢地發展，也可能突然地出現。

緩慢發展的病例可能會被誤認爲一般的背部疼痛。然而，那種疼痛有可能是骨骼腫瘤的訊號，不論是良性或惡性的，都會使骨骼內神經的壓力增加。那種疼痛的感覺和傳統下背部疼痛的感覺應會有所不同。身體的動作通常會觸發機械性的背部疼痛，但不會影響骨骼腫瘤所造成的疼痛。腫瘤所引發的疼痛也可能在夜間感覺較嚴重，但白天時感覺會好一些（因爲白天會有較多分心的事物），而機械性的背部疼痛則是較爲持續一致。如果你懷疑自己逐漸出現的背痛情況可能是腫瘤造成的，照X光或磁振造影（MRI）

應可提供初步的診斷，組織切片檢查則可確認病因。

緩慢發展的背部疼痛也可能源於腎臟感染（腎盂腎炎），這是因爲膀胱細菌感染未接受治療，沿著輸尿管感染至腎臟。其他的感染症狀也可能造成緩慢發展的背部疼痛，例如脊椎骨感染（骨髓炎）或椎間盤感染（椎間盤炎）。由感染所引發的下背部疼痛也可能伴隨著其他症狀，包括發燒、噁心，以及一般生病不適的感受。如果你懷疑自身緩慢發展的背部疼痛可能是感染造成的，抽血檢查以及超音波造影檢查可提供診斷之用，而治療方式通常爲服用高劑量抗生素。

突發性且持續的嚴重下背部疼痛，必須立即進急診。這種疼痛有可能是腎結石所引起，或者因主動脈瘤破裂所造成，兩種情況都可能有生命危險，必須立即接受治療。

情緒與背部疼痛

在歷史上，身體和心理之間的關係一直是人們很感興趣的議題，而且也是眾多研究的主題。大多數人都體驗過身體和心理的連結。當突然受到驚嚇時，你可能會失去胃口，因爲你的內在有緊繃的感覺。準備去相親時，你的手掌可能會汗津津的，因爲你感覺到緊張。當你夜間獨自走在街上，聽到後方有腳步聲，你會有全身血液湧上來的感覺，手臂和脖子上也會感到寒毛直豎。

你的腦袋裡想著什麼，和你背脊上的感受，兩者之間或許有種關聯。當你經歷壓力時，其中一種主要的反應就是你的整個身體都會緋緊。這是戰鬥或逃跑的反應，在整個人類演化的歷史中，都可以看見這種反應的影子。當你察覺到威脅，你的身體就會準備好要與之對峙或者逃離。你的肌肉會緊縮，準備好要攻擊或逃跑。

當你突然面對危險情況時，這樣的反應會非常有幫助，但也不是每個人隨時都在遭遇生死關頭。儘管如此，戰鬥或逃跑反應依然經常會被觸發。想像一下，如果你在星期四下午發現老闆隔天早上九點整就會來找你要一份報告，但你還沒有掌握製作這份報告的所有必要資料，而且你早就覺得自己的職位岌岌可危了，這時，戰鬥或逃跑反應就會啓動，但這反應並無法協助你完成報告。

如果你的椎間盤、肌肉或肌腱有著潛在的機械性問題，那麼戰鬥或逃跑反應伴隨而來的肌肉緊繃可能會使這些問題更加惡化。如果這樣的壓力持續較長的時間，緊繃的肌肉就會變得疲乏，進一步削弱你的整體肌肉骨骼系統。此外，長期情緒壓力可能引發全身性的發炎狀況，進而造成疼痛或使疼痛加劇。

如果情緒壓力是造成你疼痛的因素之一，你是可以應對處理的。當你感覺到緊繃和疼痛加劇時，有意識地做五次呼吸。專注在吸氣，然後吐氣。如果你的思緒飄走了，把它拉回來聚焦在呼吸上。這項練習可以協助你安撫神經系統，並且讓身體放鬆。

儘管這項呼吸練習是個不錯的短期因應策略，但更重要的是要找到一些活動來協助持續放鬆你的肌肉。或許，你可以開始做簡單的冥想練習，例如每天花十分鐘在坐墊上靜坐，隔絕所有的外界干擾。有個活動叫做森林浴，提倡在樹林中散步，呼吸樹木排出的氧氣並沉浸在樹叢的正面能量裡，會對健康有益。你也可能偏好透過聽音樂、跳舞、去海邊等活動來放鬆自己。

如果你找不到有效的自助策略來緩解情緒壓力，因而無法舒緩背部疼痛，請尋求專業協助。

風險因素

有不少因素會使得下背部疼痛的風險升高。其中有許多因素是你可以控制的，但也有些是你無法掌控的。很重要的是要考量如何盡可能地降低或消除風險。

體適能

你的整體體適能狀態，是關於整體健康最重要的因素之一。良好的心肺狀態、維持精瘦的體態、加上強健的核心肌力，是預防背部疼痛最有效的方式。

職業

另一項背部疼痛的主要因素，就是職業風險。幾乎每種工作都有某種潛在的問題。從事重複性肢體勞動，或者整天坐在電腦螢幕前，都同樣具有危害。在我治療過的眾多背部疼痛患者中，兩種領域的工作者都有。

在身體勞動的工作中，風險最高的動作是身體軀幹前傾、前彎，如果還伴隨扭轉的動作，那更是危險。這動作會給椎間盤帶來很大的機械性壓力，進而可能導致椎間盤突起。如果椎間盤已經是處在磨損的狀態，前彎和／或扭轉會讓椎間盤的損傷更加惡化，可能使得椎間盤突起變成脫離移位。這動作也會讓椎間關節複合體的其他部分承受壓力，包括韌帶、肌肉和軟骨。

對坐辦公室的工作者來說，整天久坐對背部的傷害並不亞於搬磚頭。你坐得越久，就越有可能開始駝背。從機械性的角度來看，讓下背部拱起，基本上就和軀幹前彎是一樣的。換句話說，雖然久坐看起來並不是激烈的身體動作，但實際上和做重複性的身體勞動沒有差別。在這兩種情況中，你都是在給自己的椎間盤與其他背部軟組織施加過多的壓力。

肥胖

你的體重越重，要移動身體就會越費力。增加的體重會給你的背部帶來更沉重的負擔，讓你更容易受傷。但肥胖造成的問題並不只是帶來損傷而已。肥胖會讓下背部問題的風險升高，有個較鮮為人知的原因，這原因與生物化學有關，而非機械性的因素。精瘦、健康的體脂肪是由較小的脂肪細胞和抗發炎免疫細胞所組成；相反地，肥胖的體脂肪是由較大的脂肪細胞和促發炎免疫細胞所組成。這些肥胖脂肪細胞會釋放促發炎的化學物質進入你的循環系統，進而可能刺激到傳導疼痛感受的特殊神經細胞。

懷孕

懷孕期間，女性的身體重心會前移，體重也會自然地增加。這兩項因素都會加重背部肌肉的負擔，使得移動和打直身體變得更加困難。體重增加也會使得背部支撐性軟組織的壓力增大。

年齡

許多人認爲下背部疼痛主要影響老年人口，但這並非事實。過去數十年來，學校給孩童造成的身體壓力持續增加，小學生就已經要背著重重的書包。也因此，在我的執業過程中，九歲和十歲的背痛患者並不罕見。

心理健康

心理健康與下背部疼痛之間的關係不容小覷。如果你已經出現可能造成疼痛的機械性或結構性失衡狀態，要是再加上情緒壓力，可能會使得潛在的問題更加惡化。臨床證據也顯示，抑鬱沮喪和背部疼痛有著潛在的關聯性。在這些案例中，抗抑鬱藥物或許是有幫助的治療選項。（更多關於此議題的資訊，請見第30-31頁針對情緒與背部疼痛關聯性的討論。）

遺傳

有些人先天上就容易有背部疼痛的情況，這是來自父母遺傳的緣故。你的椎間盤組織可能先天就是比較脆弱，因此容易會有脫離移位的情況。或許你的肌肉就是比較緊繃，因而影響到關節適當運作。有些人甚至可能天生脊椎關節畸形。幸運的是，專業醫療人員能夠把你的遺傳因素納入考量，藉此來治療你的背部疼痛，協助緩解你的症狀。

第2章

診斷與治療

大多數的下背部疼痛案例都會在數週內自行痊癒。

然而如果你的背痛遲遲沒有改善，

那麼最好諮詢醫療照護人員。

完整的身體檢查能夠協助醫療人員找出適當的照護方式，

也有助判斷是否有需要尋求專科醫師做進一步的檢測，

以便排除造成疼痛的非機械性因素。

你可能沒有意識到，但許多專家在見到你的那一刻起就開始在檢查你了。當我第一次見到新的患者，我會留意所有透露出背部疼痛的跡象，像是從坐姿站起身是否輕鬆？是否需要扶著椅臂？步伐是否僵硬且遲緩？是否會側向某一邊以避免疼痛？

在下個階段的檢查中，醫護人員會檢視你的醫療病史並詢問問題。你是否因爲坐下時會感覺到疼痛，所以需要站起來？疼痛是從什麼時候開始的？疼痛是突然出現，或是慢慢增強的？疼痛是持續出現，還是斷斷續續的？什麼情況會讓疼痛更嚴重？什麼情況會讓疼痛舒緩？是什麼樣的疼痛感覺——刺痛、痠痛、有灼熱感、或者是隱隱作痛？有沒有哪些時間感覺比較舒服或感覺更嚴重？疼痛有沒有蔓延到你的腿部，或者蔓延到你的身體正面或背面？這是你第一次出現背部疼痛嗎？如果不是，第一次出現背痛是什麼時候？你多常會出現背痛的情況？從一分到十分，你覺得自己的背痛有幾分？你有沒有其他病史？有沒有罹患過癌症、心臟疾病、或者其他症狀可能會造成你疼痛的？

接著通常會進行完整的身體檢查，包括測試你的身體活動範圍、反射與皮節檢查（評估神經系統功能），以及肌肉力量。脊骨神經醫師這類下背部疼痛專家會運用特殊的觸診技巧，來感覺腰椎與骨盆關節的動作。他們也會去感覺肌肉是否有緊繃或節結的狀況，這也稱作疼痛觸發點。

完成檢查後，醫護人員便能根據你的情況推薦合適的治療方式。有可能由他們當場進行治療，或者將你轉介給另一位專家進行其他診斷檢測。

檢查類型

大多數來找我治療下背部疼痛的患者，通常都可以在不需要醫學影像或其他進階檢查的情況下就開始接受治療。但在部分案例中，則有必要進行進一步的檢查，以確認疼痛的源頭。以下是關於這類檢查的簡介，以及在什麼情況下必須進行這些檢查。

X光

儘管X光是最常見的醫學影像檢查，但X光無法顯示軟組織，例如椎間盤、韌帶和肌肉等，因此X光在診斷下背部疼痛病例時價值有限。唯有在患者可能有腫瘤或骨折情況，抑或對常規治療反應不佳時，醫護人員才會請病患照X光。X光可以顯現椎間盤空間萎縮、關節退化、脊椎異常彎曲、或者潛在的關節異常，像是脊椎滑脫或脊椎小面畸形。

磁振造影

磁振造影是另一種常見的醫學影像檢查，利用磁性頻率來顯現脊椎骨與周圍軟組織的詳細影像。磁振造影能夠揭示發炎、突出與偏移的椎間盤、肌肉與韌帶撕裂傷等等。醫護人員可透過磁振造影以及身體檢查的結果，來提供更爲準確的診斷。

電腦斷層掃描

在磁振造影出現之前，電腦斷層掃描是主要的造影選擇。電腦斷層掃描運用X光的技術來產生骨骼與軟組織的高品質影像。儘管磁振造影通常是優先的選擇，因爲磁振造影能夠產生更細節的影像，但仍有些務實的原因會讓醫護人員選擇使用電腦斷層掃描。首先，電腦斷層掃描爲身體造影的速度比磁振造影快許多。其次是因爲電腦斷層掃描使用X光技術，而非磁性頻率，因此能夠用於身體內有植入金屬醫療器材的患者。

脊髓腔攝影

進行脊髓腔攝影時，會在椎管內注入顯影劑，然後再照X光或電腦斷層掃描，以協助顯現脊髓與周遭的結構。當其他技術無法找到疼痛源頭時，脊髓腔攝影便能派上用場。

椎間盤攝影

這方法是用來確認椎間盤是否爲造成背部疼痛的原因。在X光透視的引導下，將針頭插入椎間盤並注射小量顯影劑，並由電腦斷層掃描造影。通常是在磁振造影等其他方式未能找出背痛原因時，才會使用這項檢查。

骨骼掃描

骨骼掃描需要在骨骼內注入少量放射製劑，並判讀放射製劑釋出的射波。這項檢查是用來找出骨骼內難以偵測的問題。

血液檢測

當造成疼痛的原因可能是系統性因素而非機械性因素時，則會使用血液檢測。舉例來說，特定的血液標記可以顯示出乾癬性關節炎或類風濕性關節炎等自體免疫相關的症狀。

肌電圖檢查

肌電圖檢查時會在四肢的其中之一貼片或針，來判讀脊椎神經傳導的信號。這項檢查通常會與造影術一同運用，以確認是否有神經或肌肉機能不良的症狀。

醫學影像檢查：何時該使用？何時該避免？

醫學影像檢查與血液檢測在得出明確診斷方面非常有幫助。如果你因爲下背部疼痛去找醫生，而且所有的證據都顯示疼痛是機械性因素造成的，我就不會建議立刻照X光。在實際運用上，應該只有在懷疑有腫瘤、骨折或異常情況時，才照X光。不幸的是，有些醫護人員、甚至是脊骨神經醫師，都會一律給所有的患者照X光，並且使用X光的結果作爲治療指引。

醫學影像檢查遭到過度使用，可能也有著經濟上和法律上的因素。如果醫生在X光或磁振造影機器設備方面有利益關係的話，他們就更有可能會推薦使用這些檢查。作爲一名聰明的患者，在同意接受這些檢查前，先詢問一些關於利益衝突的敏感問題是很重要的。

部分醫療法律議題也可能促使醫師建議造影檢查。我們生活在一個充滿訴訟的時代裡，因此有些醫師可能會請患者做更多的檢查，但未必全都是必要的檢查，而這麼做是爲了保護自己免於未來可能要面臨訴訟。出於這種恐懼，在許多醫師的認知裡，他們寧願做得太多，也不願意做得太少。

然而，有時進一步的診斷檢查也確實有其絕對的必要性。如果你的疼痛狀況有可能不是機械性因素引起的，那麼盡快確認源頭就很重要，好讓你能獲得正確的治療。如果治療沒能改善你的疼痛狀況，那就絕對需要找出原因，好讓你能改用更有效的療法。

在決定是否要做進一步的診斷檢查時，請務必諮詢你可以信任的醫療照護者。醫護人員需要能夠聆聽且擁有必要的臨床技術來提供有效的治療，才能夠建立起信任感。

治療選項

你的治療選項通常要看你的症狀是急性或慢性而定。在治療方式的選擇上，最好是採循序漸進的方式，從最保守的非侵入式治療開始。如果像是腿部感覺遲鈍或疼痛等嚴重的神經性症狀遲遲沒有改善，就可能需要考慮進行手術了。

如果你出現急性下背部疼痛，你的醫生很有可能會先觀察是否運用一些簡單的自我照顧方式，來讓這個來得又急又快的疼痛感消退。他們可能會建議先讓背部休息（不要拿重物），同時進行溫和的伸展和運動，施予冰敷，並且服用非類固醇的抗發炎藥物、肌肉鬆弛劑或止痛藥。大多數急性下背部疼痛會在二到六週後復原。一旦疼痛消退了，你就應該執行預防措施，如本書中所提到的運動計畫。如果沒有這類預防計畫，背部疼痛的狀況就很有可能再次復發。

如果你有慢性下背部疼痛的症狀，你的醫生可能在治療中加入物理治療，並且開出更強的抗發炎藥物，例如類固醇藥物普賴松（prednisone）。

藥物治療

治療慢性疼痛最棘手的部分是，治療過程可能導致患者長期使用處方藥和非處方藥物。儘管開處方與服用藥物是爲了治療與舒緩疼痛的良好立意，但藥物本身就帶有副作用。

疼始康定（Oxycontin）、諾科（Norco）和維可汀（Vicodin）等鴉片鎮定劑是治療急性和慢性疼痛時很常用的處方藥。不幸的是，鴉片鎮定劑是很容易成癮的，如果長時間服用這些藥物，就可能會很難戒斷。

布洛芬（ibuprofen）和萘普生（naproxen）是常見的非類固醇抗發炎處方藥。儘管這些藥物不需要處方籤也能取得，但長期服用可能會損害腎臟、肝臟和消化系統的其他部分。

一些日常的非處方藥物也可能帶來危險。舉例來說，懷孕的婦女不能服用布洛芬或阿斯匹林來止痛，但她們可以服用泰諾（Tylenol）（乙醯胺酚，acetaminophen）。

很重要的是，在你開始服用藥物來舒緩下背部疼痛之前，應先諮詢你的醫師，瞭解藥物相關的短期和長期風險。

非侵入性替代療法

在基本的下背部疼痛治療方式（像是休息、服藥，還有花時間慢慢復原），以及進行手術這類最劇烈的治療方式之間，還有著其他的選項。一些非侵入性的替代療法或許能夠協助你舒緩疼痛。

整脊療法

背部疼痛是大多數脊骨神經醫學執業的核心，包括我在內。不論你面臨的是急性或慢性疼痛，採取的方式都是相同的。脊骨神經醫師會爲你做檢查，確定你應該做哪些運動與伸展，並且讓你立即執行這些活動。如果你的肌肉緊繃或痙攣，透過軟組織按摩技巧能夠減少緊繃感。如果你因爲肌肉緊繃且刺激到神經，造成脊椎關節活動度不佳，那麼脊椎推拿能夠放鬆該區域。執行此治療後，脊骨神經醫師可能會冰敷你的下背部，以降低治療可能引起的發炎狀況。想當然，整脊治療的目標是要舒緩你的疼痛，但同時也會提供你所需的知識和工具，讓你能夠持續療癒你的背部，並且預防疼痛再次發生。

物理治療

物理治療師採用的治療方法與脊骨神經醫師類似，但物理治療師的訓練和專長主要在於復健運動。許多物理治療師是在類似健身房的環境中工作，有著負重器材、跑步機、健身腳踏車和運動墊等設備。他們通常是手把手帶著患者活動，確保患者是用正確的方式在做運動，藉此把受傷的機率降到最低。

整骨療法

骨療醫學讓許多人很困惑。在十九世紀和二十世紀初，整骨療法與整脊療法非常類似。事實上，有可靠的證據顯示，整脊療法的創辦者丹尼爾．戴維．帕默（Daniel David Palmer）偷取了整骨療法創辦者安德魯．泰勒．斯提耳（Andrew Taylor Still）的構想。原本的整骨療法也包含對關節和肌肉的徒手推拿按摩，很類似整脊療法。然而，經過一段時間的發展，整骨療法執業者透過自身的工會組織與醫療工會達成協議，取得與醫學醫師同等的身分。從那時起，大多數整骨醫師也和醫學醫師一樣投入專科領域，例如骨科、神經科和腎臟科。唯一的差別是，他們的正式頭銜是整骨醫師（doctor of osteopathy, DO），而非醫學醫師（medical doctor, MD）。小部分整骨醫師仍會針對背部疼痛和一些其他症狀進行徒手推拿按摩的治療。如果你去找整骨醫師做背部疼痛的治療，務必確定他們有推拿治療的專長，這部分也是原本整骨治療的一部分。

針灸

針灸是透過在皮膚表面的特定位置插針來進行治療，這種療法是傳統中醫系統的一部分。傳統中醫也包含了草藥、運動、冥想、以及多重深層組織治療。在背部疼痛的症狀中，針灸能夠協助放鬆你的肌肉，降低發炎和疼痛，甚至能舒緩你的焦慮感。

魯爾夫治療法

有多種軟組織治療技巧聚焦在平衡肌肉骨骼系統和降低疼痛，其中最有名的就是魯爾夫治療法（Rolfing），或稱結構整合治療法。魯爾夫治療法的名稱來自其創立者——生物化學家愛達·魯爾夫（Ida Rolf）。魯爾夫是在1960年代發展出這項治療法，其中包含一系列特定深層組織治療，主要聚焦在筋膜，也就是肌肉之間的薄膜組織。治療過程可能會很痛苦，因爲要放鬆肌肉好讓肌肉能夠更自由地活動。當你的肌肉放鬆時，你的體態也會改善，能夠讓你維持平衡，協助避免疼痛。

瑜伽

儘管瑜伽有時會讓人聯想到設計師運動服飾，或者是和山羊或槳板一起做運動的課程，但這項知名的運動是阿育吠陀的一部分，隸屬於這個更廣泛的古印度醫療系統。阿育吠陀包含營養、草本、冥想和藥物等元素。如今，瑜伽已經演化成獨立的復健運動系統，而且瑜伽治療師能夠治療人們的慢性下背部疼痛。

非侵入性的背部疼痛治療方式還有很多，包括皮拉提斯（Pilates）、費登奎斯（Feldenkrais）、亞歷山大技巧（Alexander technique）、哈樂手療（Hellerwork）、以及脊椎減壓術。但很重要的問題是，哪種方法是眞正有效的？在挑選這些治療方式時，存在一項挑戰，也就是這些治療方式都沒有決定性的科學證據，而且即使在專家之間也僅存在很少部分的共識。

但這些療法的治療師肯定都認同一件事：即使你有背部疼痛的問題，也不應該停止活動。多年前，許多專家相信背部疼痛的最佳治療方式是讓患者躺著不動，以便讓背部自行復原。那時的理論認爲，疼痛時繼續活動會造成更嚴重的傷害。

我們現在知道了，活動是絕對必要的，不僅能治療背部疼痛，同時也能預防疼痛復發。當你停止活動，你的肌肉支撐力也會變弱，進而造成關節承受更大的壓力，使得復原的過程拉長。任何治療背部疼痛的方式都應該包含主動的元素。被動的治療是對你施做的治療，像是脊椎推拿、按摩治療、超音波、電療或牽引治療。主動的治療則需要你的參與，來強化被動治療的正向效果。

皮拉提斯和瑜伽等各式各樣的動態治療方式，可能有助於舒緩背部疼痛。如果你有慢性下背部疼痛的問題，可以配合專業健康照護人員的指示，納入皮拉提斯、瑜伽或其他運動。

考量進行手術

如果你已經用盡了所有的保守治療方式來治療你的慢性下背部疼痛，而且你也出現了特定的神經系統症狀，像是放射性腿部疼痛或反射遲鈍，那麼進行手術可能會是個選項。

一般來說，在決定進行手術之前，你的醫師會轉介一道程序，在懷疑神經受刺激的部位進行硬膜外注射。這項類固醇注射應會舒緩給神經造成壓力並引發疼痛症狀的發炎情況。這項治療有兩個好處：第一，這是有療效的；第二，這有助於更清晰地診斷你的問題。如果你的下背部疼痛與腿部的症狀因注射而緩解了，也就確認了引起疼痛的位置和原因。有時候，光是硬膜外注射就能完全解除疼痛。如果注射沒能解除疼痛，或者只有短暫的效果，那麼你就可能需要進行手術。

儘管有時候確實有必要進行手術，但你仍需要評估手術的風險與助益。下背部疼痛手術的一項挑戰在於，儘管有著各種診斷的工具與技術可以使用，但要判定疼痛的確切源頭有時仍是很困難的。技術高明且有醫德的外科醫師只有在很清楚疼痛的源頭時才會進行手術。

針對下背部疼痛所進行的手術包括：

脊椎融合術

這項手術是最常見的。將部分或整個椎間盤移除（椎間盤切除手術或椎間盤顯微切除手術），並將上下脊椎骨接合在一起，好讓從椎管延伸出去的壓縮神經有充足空間，不會受到椎間盤壓迫。（有時，椎間盤顯微切除手術就能排除問題，無需再進行脊椎融合。）

椎板切除術

這項手術會切除脊椎背部的椎板，以緩解對脊椎神經造成的壓力。然而，移除椎板骨骼可能會讓該區段的脊椎變得不穩定，因此你未來可能得再進行脊椎融合術。另一個選項是做人造椎板填充，替換移除的骨骼。這道程序可協助穩定該區段，好讓你日後無需再進行脊椎融合手術。

椎間盤置換術

在這項手術裡會移除損壞的椎間盤，並替換爲人造椎間盤，因此無需進行脊椎融合手術，椎間關節也能維持較正常的活動，減少上方或下方的椎間盤也發生問題的機率。

當脊椎手術順利完成，感覺會像是奇蹟一般。患者通常會立即感受到症狀減少了，然而，有時這種舒緩的效果只是暫時的，症狀可能也沒有完全解除。在成功的脊椎融合手術後，有可能鄰近區域也會出問題，因而需要再次進行手術，這種情況並不罕見。因爲在脊椎融合手術後，活動程度會有些受限，因而給其他脊椎區段造成更多的壓力。

手術可能帶來的負面副作用包括對麻藥反應不良、感染或者神經損壞，進而導致麻痺、性功能失常、膀胱和腸胃失調。儘管這類副作用發生的機率很低，但很重要的是，務必確定醫生有完整告知你相關副作用的可能性。由於手術存在實質的風險，因此找到醫術精良的外科醫師，能夠清楚地解答你的所有疑問是絕對必要的。

關於預防方式的真相

背部疼痛復發，通常是由於工作上或在家中的一連串不良動作與姿勢引起的。如果你想要預防背部疼痛發生或復發，很重要的是要瞭解自己哪邊做錯了，並且進行必要的修正。

在工作上，造成背部疼痛的常見原因是久坐，以及反覆搬重物和不正確的搬重物方式。請謹記這些提醒，藉此來保護自己。

設置符合人體工學的工作區域

如果你和86%的美國人一樣，整天都坐在桌子前面，那麼適當地設置你的工作區域是很重要的。電腦螢幕的中央應與你的視線在同一水平上，而且螢幕要放置在你的正前方。如果你能避免經常性上下左右擺動頭部，就能把背部緊繃和疼痛的機率降低。務必要準備一張合適的座椅，不僅有適當的高度，而且要提供良好的下背部支撐。坐下時，你的雙腳應該要能平放在地面上。

起身伸展

至少每隔四十五分鐘，就要站起身來花幾分鐘做一些基本的伸展，像是轉動肩膀和擴胸等。在一整天的過程中，人們坐著時通常都會有駝背的傾向（這也是爲什麼需要良好的腰部支撐），因此，做些溫和的後彎會有助於舒緩下背部肌肉累積的緊繃情況。

練習深呼吸

結合深呼吸的練習，會協助放鬆你的整個身體，帶回你肩膀的位置，改善你的姿勢，並且減少緊繃的情況。

以正確的方式抬重物

如果你是從事勞力工作，而且需要搬重物，務必要瞭解適當的抬重物方式。彎腰去抬起重物，是對下背部造成極大壓力的動作之一。如果彎腰過程中還伴隨扭轉身體，還會更嚴重，因爲這會給下背部的軟組織結構帶來巨大的負擔，尤其是椎間盤。當你在抬起物體時，要面對物體，彎曲膝蓋，讓物體盡可能地靠近你的身體，將下背部打直，透過伸直膝蓋來抬起物體。安全地抬重物和危險地抬重物，差別就在留意使用良好的方式進行，花個兩、三秒來把動作做正確。當你加快工作速度、感覺很匆忙時，就有可能會忘記要留意如何正確地運用自己的身體。

使用背部支撐器具

許多倉庫和工廠勞工都會穿戴護背腰帶，但你應該要在有下背部疼痛的情況下才使用護背腰帶。護背腰帶爲下背部的姿勢肌提供外部支撐，讓肌肉得以休息和修復。然而，如果你在沒有疼痛的狀況下穿戴護背腰帶，想藉此預防背部受傷，反而可能適得其反，造成更多的傷害。整天穿戴護背腰帶可能造成肌肉變弱，反而讓肌肉更容易受傷。我的患者中有人在工作時穿戴下背部支撐器具，然後回家除草和抱小孩時就受傷了。

要舒緩你的下背部疼痛並加快復原速度，有許多事是你可以做的。伸展與強化背部的運動計畫能夠協助治療急性背部疼痛，並且預防之後又再反覆發作。本書接下來的章節會給予你鍛鍊強健背部的工具。儘管運動可能很辛苦，但運動也是可以很有趣的。享受這個過程吧！

第3章

維持背部健康的良好習慣

本書適用於每一個人，

而非只是針對那些有下背部疼痛

並且準備好要展開伸展和運動計畫的人。

如果你從未有過疼痛的症狀（或者曾經有過但目前沒症狀），

仍有許多你可以做的事情，以預防背部問題發生或復發。

另一方面，如果你現在正經歷嚴重的疼痛症狀，

即使書中的低強度伸展活動對你來說也太過激烈，

那麼你可以做些其他的活動來展開你的復原歷程。

不論你當前的狀態為何，

養成本章所建議的習慣，都會給你帶來很大的助益。

研究顯示，活動對於治療來說是至關重要的。在今日，醫師很少會囑咐背部疼痛的病患躺著休息。即使你的疼痛情況很嚴重，也應該要盡快開始活動——必要的話，可以由受過訓練的專業人士陪同引導。

除了活動之外，留意自己的姿勢也很重要。不良的抬重物方式或是駝背坐在書桌前，都會給下背部結構帶來很大的壓力。

脊椎是個美妙結構的系統，有著四個不同的曲線：頸部向前彎曲（稱作脊柱前凸）、背部中段向後彎曲（稱作脊柱後凸）、下背部再次向前彎，而薦骨和尾骨則向後彎。脊椎是完美設計來承受地心引力以及日常生活外力等影響的，但有效的脊椎功能與背部肌肉、肌腱、韌帶和椎間盤的健全息息相關。本書接下來的章節會聚焦在如何維持背部的健康。

在我們深入探索前，要記得一項通用的準則：如果你的下背部疼痛伴隨著放射性的腿部疼痛，那就要立即停止任何會使腿部疼痛惡化的活動。當活動會造成腿部的疼痛，那就是一項訊號，在告訴你說脊椎神經受到刺激，而那樣的運動帶來的傷害就會大於幫助。另一方面，會增添背部疼痛但減緩腿部疼痛的活動則通常被認爲是有幫助的。但是如果你的下背部疼痛也伴隨放射性的背部疼痛，則要由受過訓練的醫療照護人員在一旁帶領你運動。

心肺運動

有三項活動構成了我所說的脊椎健康三大支柱：心肺運動、伸展運動和核心肌力強化運動。這部分會討論到這三種活動，首先從心肺運動開始。

你可能會感到很疑惑。就像許多患者會問我的：「爲什麼要做心肺運動？是我的背在痛耶。」

這是個很好的問題，因爲從表面上很難去看出做心肺運動與背部健康之間的關聯性。但你身體內的所有結構都很依賴健康的血液循環。你的身體是由許多活動的元件所組成的複雜系統，每個活動的元件都需要有能量推動。循環系統會運送能量：從消化系統運送養分、從呼吸系統運送氧氣。當你的血液供應越有效率，你的肌肉功能也就越健康。

血液也會將治療用的化學元素運送給受傷的組織，例如肌肉、肌腱、韌帶、椎間盤等組織。然後，你的身體會在生物化學層面上自動反應，開始自我修復。而由於你經常在透過身體活動和不良的姿勢給身體組織造成損害，因此增加血液的流動有助於加速修復的過程。你甚至可能沒有察覺到你身體中出現的細微損傷，但持續的修復循環仍舊在進行著。

當能量產生時，也會生成廢棄物。而血管的另一個功能就是運送軟組織自然產生的廢棄物。肌肉收縮會生成乳酸、丙酮酸和玻尿酸，而在健康的肌肉中，微血管會將這些廢棄物帶走，並透過腎臟過濾排出。

但如果你的血液流動不順暢，這些酸性物質就會在肌肉中堆積，刺激神經，造成疼痛，並且導致緊繃和小區域的纖維瘤，也就是所謂的肌肉結節。

肌肉受傷（拉傷）復原的時間會比韌帶受傷（扭傷）快許多，這是因爲肌肉中的血液供應比韌帶充沛。但你要是越常活動身體，你的血液流動量也就越多，你的背部也就會越健康。

心肺運動可能很讓人畏懼，特別是如果你在日常生活中沒有心肺運動習慣的話。如果你是新手，先從溫和的低衝擊活動開始。這習慣會幫助你開始增強耐力，並維持健康的體重。你不需要去比賽鐵人三項，你只需要盡你所能地動起來。

大多數醫療照護專業人員都會建議每週做三次或四次心肺運動，每次二十到三十分鐘。選擇能夠燃燒卡路里的活動，但不要給自己的關節造成太多壓力。

健走是我最喜愛的心肺運動方式。我很幸運住在一個有許多樹木和山丘的地區。當我想要運動時，我會走出門去，戴上耳機，往屋子右邊走去。運動不僅會提升你的心跳速率，也會讓頭腦放輕鬆。隨著血液流動，你的肌肉會變得更強健，你的頭腦也是。新鮮、健康的空氣可讓氧氣持續流過你的肺部，同時也讓你身體的其他部位精神煥發。

找到適合你的活動是很重要的，這樣你才會持續進行。或許你喜愛游泳，而且住處附近就有泳池或湖泊。你也可能住在人口稠密的城市裡，或許在家中放一台健身腳踏車是最好的選擇。現在的健身腳踏車功能相當多，有些設定能夠讓你感覺自己是騎在加州海岸線上，或是騎在法國南方古色古香的小鎮裡。你甚至可以遠距離連線上課，由教練即時指導你。如果你喜歡上健身房，你可以使用滑步機或划船機。如果你討厭慢跑，而且不喜歡早起，那就別計畫每天一大清早去跑步。

當你在戶外做心肺運動時，要留意四周。注意地面是否不平整，因爲不平的地面可能讓你扭傷腳踝或造成你的身體重心不穩。要穿著適合所選運動項目的鞋子，且兼具支撐性和舒適性。當我去碎石步道健走時，我會穿登山健走鞋。看到有些人會穿一般的運動鞋、甚至是穿拖鞋在走同一條步道，我都替他們感到難過！（我會有種衝動想要去遞名片，因爲我知道他們未來會需要我的。）

如果你想要去較陡峭的步道健走，但又擔心跌倒，那就帶著登山杖。別覺得丟臉！登山杖對於維持平衡穩定很有幫助，而且能夠大大降低受傷的風險。

當你從低衝擊心肺運動晉升至更高強度的運動，要記得諮詢醫師關於你的身體狀況以及適當的活動強度。必須要排除所有的健康風險，才能提升強度。

運用身體力學

維持背部健康的另一個重要關鍵是，留意你身體活動的方式與姿勢，不論是站著、坐著或行動時都要注意。

當你在這個世界移動時，身體的力學是持續在變化的。你的背部有良好的設計能夠經受住正常的壓力，但許多看起來無害的活動，實際上卻是壓力很大的，而且可能會損害你的背部。開車、坐在書桌前、陪兒孫或寵物玩耍、洗衣服、提購物袋、甚至是在床上看書，都可能讓你的背部呈現不良的姿勢。然而，這些日常活動通常不會立即造成疼痛，因此也讓許多人養成了不健康的習慣。

背部受傷有兩種類型：

突發性

這類型疼痛是特定事件所造成的，例如，你在過馬路時被車撞了（當然希望這種事情永遠不要發生）。在這種情況下，很容易確定你的背部疼痛是什麼時候開始的。

漸發性

這類型疼痛則較爲典型。舉例來說，你的工作是髮型設計師，每天工作時都有好幾個小時手臂是呈現抬起的狀態，而且身體也要經常前彎。這類動作會給上背部和下背部的所有軟組織帶來機械性的壓力，你的肌肉會逐漸變得緊繃。當對疼痛敏感的神經末梢受到刺激時，你可能會感覺有些痠痛。然後，某天早上，你在淋浴後吹乾自己的頭髮時，突然間你的脖子就動不了了。你的肌肉痙攣了，刺痛的感覺從顱骨底部一路蔓延到肩胛骨。吹頭髮的動作並不是造成這個問題的原因，那只是（請原諒我使用這個雙關語，當然也可以好好體會這用意）壓垮駱駝背部的稻草。長時間下來，微小的動作和習慣也可能造成嚴重的背部問題。

有很大部分的預防措施其實是來自於警覺。留意會造成傷害的動作和姿勢，並且瞭解基本的生物力學機制是絕對必要的。

以良好的姿勢站立，需要所有肌肉、韌帶和椎間盤的協調合作。當所有元素都處於適當平衡的狀態時，機械性的壓力就能適當地分散，不至於讓某些軟組織結構承受不平衡的壓力。適當的姿勢稱作「中性姿勢」，加州大學舊金山分校環境、衛生、安全系所（Office of Environment, Health and Safety, University of California, San Francisco）

將之描述爲：「身體能夠長時間維持的輕鬆姿勢，該姿勢能夠支撐脊椎的自然弧度，並且維持身體的良好平衡，是身體能夠花最少力氣維持的輕鬆姿勢。」一旦你偏離了平衡姿勢，緊繃的情況就會逐漸累積，使你面臨受傷的風險。

要記得，對下背部來說，最主要有問題的動作是身體自腰部以上向前彎。最糟糕的是向前彎還同時扭轉身體。知道了這一點，讓我們來看看一些可能造成問題的日常情境，同時探索如何把危險降到最低。

洗衣服

當你在洗衣服時，你可能會彎下腰來把衣服放進洗衣機裡，洗好後又彎下腰來把衣服從洗衣機移到乾衣機，最後也是彎下腰來摺烘好的衣服。如果衣服量很多，你在摺衣服時可能會持續彎腰十到十五分鐘，這時間已經足夠讓你感覺到下背部緊繃了。要避免這種緊繃的情況，可以試著在較高的檯面上摺衣服，或是坐下來摺衣服。或者，至少要在彎腰數分鐘後就做一次背部後彎的動作，讓你的腰椎能有一些健康的反向動作。

坐沙發

當你坐在沙發上或坐在柔軟的椅子上，你可能會感覺自己沉入椅子裡。確實是如此，而且這會造成你的下背部拱起。這動作在身體機制上相當於是彎腰。最好的做法是能完全避開太軟的座椅，如果你已經有下背部疼痛的情況，更是要避開。但如果你無法避免而必須要坐在這類椅子上，那就在你的下背後方放個小枕頭，這會被動地迫使你呈現正確的姿勢。可以的話，選擇有扶手的椅子，讓你在從坐姿站起身時，可以用手臂的肌肉輔助，而不是純粹使用背部的肌肉支撐。

穿高跟鞋

鞋跟會迫使你的下背部持續過度地拱起（過度延展），這可能造成椎間關節的後側或脊椎小面受到刺激。儘管你可能喜愛穿高跟鞋的優美姿態，但最好的做法是要避免穿高跟鞋。如果你在某些少見的場合必須穿高跟鞋出席，那麼就要試著把持續的時間盡可能縮短。

睡眠

你不會想要在睡覺時傷到你的背部，因此，最佳的預防方式就是使用許多枕頭。如果你習慣仰睡，那就放一、兩顆枕頭在膝蓋底下。如果你習慣側睡，那就把枕頭夾在膝蓋中間。如果你習慣趴睡，那就把枕頭放在腹部底下。

當你瞭解了這些健康的原則，你也可以把這些原則運用在你可能遇到的任何新情境裡。重點就在於把機械性的壓力降到最低。當你在坐著、站著或躺著時都能夠更趨近於正常的姿勢，你的背部也就會更舒坦。

書桌前的坐姿

由於我是在舊金山執業，而舊金山又是世界上重要的科技重鎮之一，因此我治療過許多人是整天（而且通常是在夜間）坐在電腦前面的。如果你坐在書桌前，不論是一整天的工作或只是幾個小時，有著正確的坐姿都是很重要的。幸運的是，近年來的人體工學革命創造了不少產品選擇，能夠把久坐的機械性壓力降到最低。以下是你的工作區域所需要的。

人體工學椅

當你在選擇座椅時，要記得幾項重要的功能。你應該要能夠上下調整座椅的高度，並且鎖定在某個高度上，好讓你在坐下時，雙腳能夠平放在地面上。如果你的書桌高度讓你無法雙腳平踩地面，那就放個腳凳。椅子的座部不應觸碰到膝蓋以下的腿部。最後，座椅應該要有良好的腰部支撐。和坐在沙發上會拱起下背部一樣，在辦公椅上久坐也會有同樣的情況。良好的背部支撐，能夠讓你的腰椎保持在正確的弧度位置，並且有助於維持上半身挺起的姿勢。

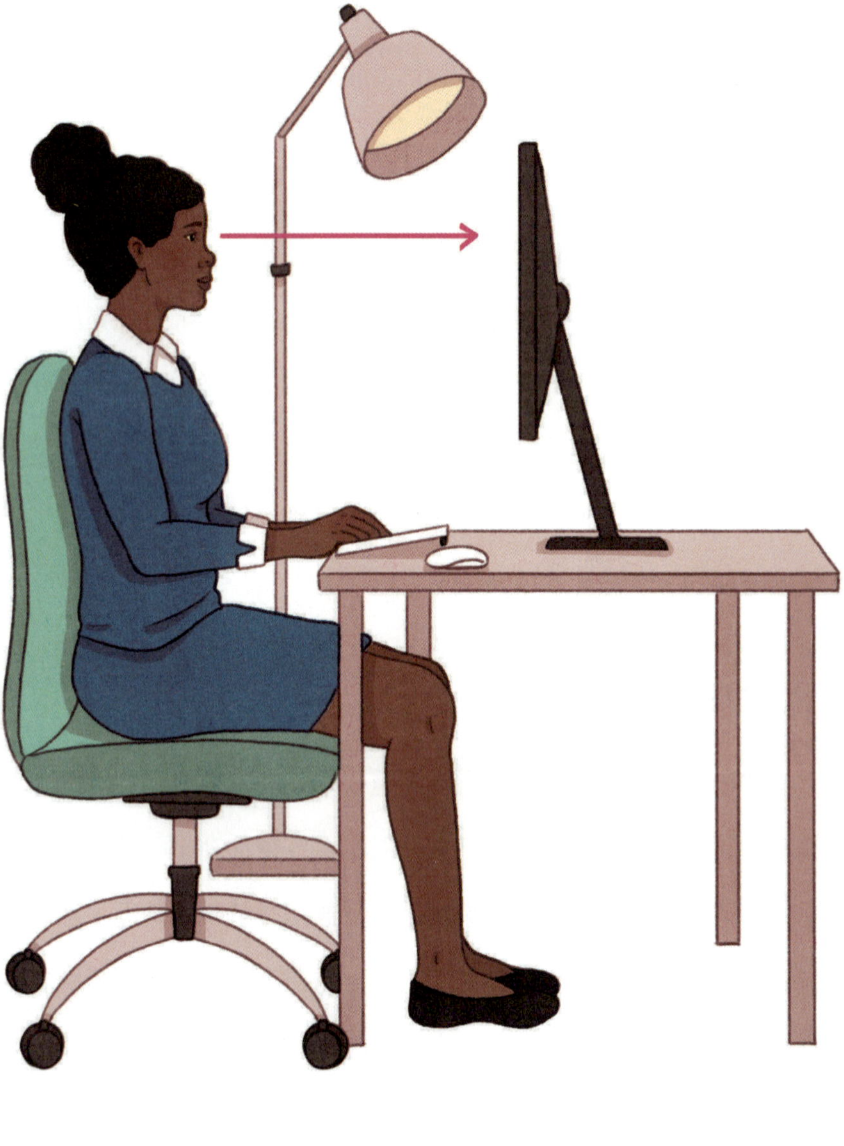

我想要釐清一些關於坐姿的誤解。有些人認爲髖部的角度，也就是大腿銜接骨盆的地方，應該要呈現九十度。我甚至看過有些建議宣稱膝蓋要略爲高過髖部。這是不正確的。正確坐姿的目標是要維持正常的脊椎曲線。要是你抬高膝蓋，就會使腰椎曲線變平，就和坐在沙發裡的情況一樣。理想的髖部角度是向下的，接近一百到一百三十度。挑選適合你的髖部的人體工學椅，好讓你能夠維持較高的髖部角度，同時有良好的腰部支撐協助你坐得挺，而且不至於讓你有滑出座椅的危險。

另一個常見的問題是，人們不固定座椅的靠背，以方便自己整天都能前後搖擺。儘管你從坐挺的姿勢轉爲半仰躺時，會帶來一些舒緩作用，但當你回到挺直的姿勢時，在沒有固定的狀態下，是不會有下背部支撐作用的，除非你不斷地固定和解開固定。

當你處於健康中性的姿勢時，不論是坐著或站著，不僅你的背部感覺會更舒服，你的頭腦也會更清晰，做事也會更有效率。

可調整高度的書桌

進化過程並沒有讓我們發展到適合久坐的狀態。我們是生來活動的。而可調整高度書桌的發明，協助增進了我們的活動量。能夠從坐姿轉爲站姿再轉回坐姿，讓你能夠避免一整天維持相同姿勢所帶來的持續機械性壓力。

可調整高度的書桌有各種的款式。電動型的升降桌會配備控制開關，讓你根據不同的工作型態來調整桌子高度。手動型的升降桌則是透過液壓手把來迅速地調整桌子的高度。獨立升降桌架能夠放置在一般書桌上，將一般書桌轉變爲可調整高度的桌子。

當你在選擇書桌時，務必選擇你會長期使用的桌子。我經常把可調整高度的書桌比喻成健身房會籍。有很多人加入健身房後，第一個月會一週上健身房五次，幾個月後，我們會突然發現自己已經好幾個禮拜沒去健身房了。同樣地，有些人一開始會頻繁使用調整書桌高度的功能，然後就只會鎖定在一個高度，不再調整了。

一天之中，坐下與站立的理想比例是從一比一轉爲一比三。你在一天當中站立的時間應該落在半天到四分之三天之間。不論你選擇什麼比例，都務必要在站立和坐下之間來回變換，每隔一小時到三小時之間要改變一次姿勢。

最後的提醒：健康的活動是背部健康的關鍵。即使你擁有世界上最棒的人體工學椅，如果你坐在那張椅子上三個小時都不站起來，就會給背部結構造成壓力，使得受傷的機率升高。試試每隔一段時間就站起來走動幾分鐘，轉動肩膀，喝點水，並且深呼吸。

淺談體重與營養攝取

要是移動時有困難怎麼辦？要是能量低落怎麼辦？要是從椅子上或沙發上站起來感覺很困難怎麼辦？如果你的體重過重，可能會給你的下背部帶來機械性和生理化學性的衝擊影響。

但多重算是過重？用來給體重分類的主要工具稱作身體質量指數（BMI）。該指數是以體重（公斤）除以身高（公尺）的平方來計算，得出的數字是個百分比，分成幾個等級：過輕、正常、過重、肥胖。身體質量指數是個不完美的指標，因爲有許多的因素可能會讓人落入看起來似乎不健康的等級內。舉例來說，馬拉松選手有可能會落入過輕的等級，而美式足球員雖然體脂肪率只有個位數百分比而且渾身肌肉，但可能會落入過重的等級。一般來說，落入肥胖等級的人（編按：依衛福部標準BMI ≥ 27爲肥胖）就會有各種代謝失調的風險，包括糖尿病和心臟疾病等。

身體質量指數偏高，落入過重或肥胖等級的人也更有可能會有背部疼痛的問題。之所以會有這種關聯性的原因有幾個：

- 由於腹部脂肪增加，使得重心往前傾，會給背部的肌肉和關節帶來額外的機械性壓力。特別是男性，過多的體重更容易集中在軀幹中段的區域。

- 體重增加也會導致椎間關節複合體所承受的壓力升高。
- 隨著體重增加，特別是肥胖的情況，保持運動習慣來支持背部健康的可能性也會降低。
- 過重的人因為跌倒而受傷的機率會升高，特別是年長者。
- 由於循環系統負擔過重且發炎情況增加，因此復原速度可能會變得較為緩慢。

由於體重增加與背部疼痛之間有很明確的關聯性，因此若要減少這類因體重引起的背部疼痛，最好的方式就是努力減重。

要在減重的同時也減少慢性發炎的情況（慢性發炎可能導致疼痛與阻礙復原），最健康的方式就是採用抗發炎飲食，避免精緻糖、精緻穀物、反式脂肪和omega-6油脂（包括玉米油、紅花籽油和花生油），用健康的抗發炎食物來替代，像是瘦肉、野生魚類、蔬菜、根莖類、堅果、天然調味料、橄欖油、紅酒和黑巧克力。（當然，即使你食用的是健康食物，若吃進過多的卡路里一樣會讓體重居高不下，使得健康的飲食成為導致發炎的原因。）

你也可以透過營養補給品來協助降低發炎和促進健康的組織生長，這些補給品包括鎂、維他命D和來自魚油的omega-3脂肪酸。薑與薑黃都是天然的抗發炎食材。

最後，間歇性斷食可加速減重並且降低發炎。間歇性斷食是指在當天最後進食之後，要隔至少十三個小時才吃隔天的第一餐。舉例來說，如果你是在晚上七點吃完晚餐，那麼到隔天早上八點之間就不再吃東西。一段時間下來，你可以逐漸延長斷食的時間。試看看，你會看到自己的體重下降，而且活力也會改善。然而，在自行展開斷食計畫之前，我會建議先找醫療照護人員諮詢，確定間歇性斷食是否適合你。也務必確定自己在過程中沒有出現特定的健康風險因素，像是暈眩或是減重速度過快等。

第二部

緩解背部疼痛的
行動計畫

制定運動計畫的目的，是要協助你鍛鍊強健且有彈性的肌肉，讓你比較不容易受傷。健康的肌肉會有助於支撐健康的關節。

如果你正在經歷急性背部疼痛，你的目標是要盡可能迅速恢復日常活動。如果你是受慢性背部疼痛所苦，你應該配合醫師制定伸展與增強肌力運動的目標和里程碑。

在這兩種狀況裡，舒緩疼痛都是首要任務。大多數來找我的患者都是正在經歷疼痛且想要立刻擺脫疼痛，但光是消除症狀其實是不夠的，找到這些症狀的根源也同樣重要，特別是如果想要有個長久無疼痛的人生的話。一旦找出了疼痛的源頭，你就能夠制定出適當的行動計畫。

在大多數案例中，疼痛問題都是機械性因素引起的。你會感到疼痛，是因為你的下背部肌肉痙攣了，但造成此症狀的原因可能是每天都有五小時時間坐在沙發裡使用筆記型電腦。和醫護人員合作改善你的坐姿（例如在下背部靠個小枕頭），增加休息做伸展的時間，改善營養攝取與減重，以及設置更符合人體工學的工作區域。

在你進行了日常生活型態調整後，便是展開伸展與強化肌力運動計畫的時候了。不論是急性或慢性下背部疼痛，都必須要有良好的運動計畫，即使症狀消除後仍要繼續執行。

第 4 章

四週伸展、心肺和強化運動計畫

「核心」是指軀幹和四肢的肌肉。

核心肌力正是下背部強化計畫的核心元素。

核心肌力是透過平衡且協調地運用肌肉的方式來鍛鍊。隨著我的執業年資增加，我也愈加發現，我們身體出現的許多機械性問題——不僅僅是下背部疼痛——都和核心肌力有關。

你或許有注意到，當你完成辛苦的腹肌鍛鍊後，你的站姿也變挺了，儘管你並沒有直接鍛鍊負責站姿的上背部肌肉。會有這種情況是因爲核心和上軀幹之間有各種的機械性和神經性連結。

切記，

任何運動計畫都有著這項黃金準則：

如果動作讓你感到疼痛，就立刻停止！

運動並不是要讓你痛。

然而在有些情況下，

特別是如果你有慢性疼痛的症狀，

你會需要撐過一些不舒服的狀況，

那是療癒過程的一部分。

因此，務必要在物理治療師或脊骨神經醫師等

醫療照護人員的監督下進行這些運動。

讓我們一起來探索一系列伸展與運動方式，這些伸展與運動都是設計來給予你所需的身體支持，讓你從現在起擁有健康、無疼痛的背部。

四個等級的鍛鍊計畫

我先前已提到過，脊椎健康的三大支柱是心肺運動、伸展、以及增強核心肌力。我們一開始會先從伸展與心肺運動開始，但最終的目標是要將這三者結合。一段時間之後，你不會再分別單獨去看這些項目，而是能夠體認到這三者是個緊密合作的整合體。鍛鍊的目標是要強化穩定性，也就是意味著要有肌耐力、柔軟性和平衡度。

我制定了四週的伸展、心肺和強化運動計畫，並且分成了四個等級：溫和、簡易（低強度操）、中等（中強度操）、進階（高強度操）。

如果你已經有一陣子沒運動了，就先從溫和的計畫開始。這是很棒的第一步，隨著你開始伸展並且活動身體，你的目標是要進入下一個等級。如果你是從簡易或中等的等級開始，目標也是一樣的：把它視爲你的起點，而非終點。當你準備好要接受進一步的挑戰時，就移動到下一個更高的等級，好讓你在療癒背部方面能夠有更好的進展。

當然，如果有任何伸展動作造成你的背部或其他部位疼痛，那就停止。休息一天，檢視你的運動方式，隔天再試一次，並且把建議的強度減半。

最後，我們就開門見山說吧：你可能會覺得伸展很無聊。或許，你寧願直接去踩滑步機或者做重訓。而且在運動結束後，你也偏好直接沖澡，繼續一天的活動，而不是透過伸展來緩和。但是如果你沒有伸展肌肉，它們就會把所有的關節運動全部侷限在動力鏈內。因此即使你覺得伸展很枯燥乏味，還是要有意識地選擇做伸展。你的背部會感謝你的。

溫和

溫和等級的運動計畫頭兩週是先做輕量的心肺運動，讓你的身體動起來。接下來兩週則會納入一些伸展，並且增加心肺運動時間。

在選擇心肺運動時，最好是從低強度的運動開始，像是在平地上快走，或者踩固定式的健身腳踏車。不需要在第一天就挑戰四百公尺跨欄。如果你較爲年長，可以選擇坐在椅子上做伸展。

	第一週	第二週	第三週	第四週
週一	自選心肺運動（十至十五分鐘）	自選心肺運動（十至十五分鐘）	自選心肺運動（十五分鐘）	自選心肺運動（十五分鐘）
週二			一至兩項伸展	三至四項伸展
週三	自選心肺運動（十至十五分鐘）	自選心肺運動（十至十五分鐘）	自選心肺運動（十五分鐘）	自選心肺運動（十五分鐘）
週四			一至兩項伸展	三至四項伸展
週五	自選心肺運動（十至十五分鐘）	自選心肺運動（十至十五分鐘）	自選心肺運動（十五分鐘）	自選心肺運動（十五分鐘）
週六			一至兩項伸展	三至四項伸展
週日		自選心肺運動（十至十五分鐘）		自選心肺運動（十五分鐘）

簡易（低強度操）

在這個等級，你會增加心肺運動時間，並且更規律地做更多組伸展。如果你是從溫和等級出發，晉升到這個等級，溫和等級的第四週有四天做心肺運動，我們在簡易等級的這個月裡也維持這樣的頻率（走快一些或健身車踩快一些），並且把心肺運動的時間逐漸增加到二十至二十五分鐘。

	第一週	第二週	第三週	第四週
週一	自選心肺運動（十五至二十分鐘）	自選心肺運動（十五至二十分鐘）	自選心肺運動（十五至二十分鐘）	自選心肺運動（十五至二十分鐘）
週二	四至五項伸展 一至兩項低強度操	四至五項伸展 一至兩項低強度操	五至六項伸展 三至四項低強度操	五至六項伸展 兩項低強度操 兩項中強度操
週三	自選心肺運動（十五至二十分鐘）	自選心肺運動（十五至二十分鐘）	自選心肺運動（十五至二十分鐘）	自選心肺運動（十五至二十分鐘）
週四	四至五項伸展 一至兩項低強度操	四至五項伸展 一至兩項低強度操	五至六項伸展 三至四項低強度操	五至六項伸展 兩項低強度操 兩項中強度操
週五	自選心肺運動（十五至二十分鐘）	自選心肺運動（十五至二十分鐘）	自選心肺運動（十五至二十分鐘）	自選心肺運動（十五至二十分鐘）
週六	四至五項伸展 一至兩項低強度操	四至五項伸展 一至兩項低強度操	五至六項伸展 三至四項低強度操	五至六項伸展 兩項低強度操 兩項中強度操
週日	自選心肺運動（十五至二十分鐘）	自選心肺運動（十五至二十分鐘）	自選心肺運動（十五至二十分鐘）	自選心肺運動（十五至二十分鐘）

中等（中強度操）

中等等級的運動計畫會將心肺運動時間提高到二十五分鐘，前提是運動過程中不要感到不適。我也會建議把心肺運動的強度略微提高。舉例來說，如果你是選擇快走，那就找有斜坡或山坡的地方，試著以先前的速度走上斜坡。這個等級的運動計畫也納入了更多組的伸展，而且可以透過輔助器具來增加鍛鍊強度。

	第一週	第二週	第三週	第四週
週一	自選心肺運動 （二十至二十五分鐘）	自選心肺運動 （二十至二十五分鐘）	自選心肺運動 （二十至二十五分鐘）	自選心肺運動 （二十至二十五分鐘）
週二	七至八項伸展 三至四項中強度操	七至八項伸展 三至四項中強度操	七至八項伸展 四至五項中強度操	七至八項伸展 四至五項中強度操
週三	自選心肺運動 （二十至二十五分鐘）	自選心肺運動 （二十至二十五分鐘）	自選心肺運動 （二十至二十五分鐘）	自選心肺運動 （二十至二十五分鐘）
週四	七至八項伸展 三至四項中強度操	七至八項伸展 三至四項中強度操	七至八項伸展 四至五項中強度操	七至八項伸展 四至五項中強度操
週五	自選心肺運動 （二十至二十五分鐘）	自選心肺運動 （二十至二十五分鐘）	自選心肺運動 （二十至二十五分鐘）	自選心肺運動 （二十至二十五分鐘）
週六	七至八項伸展 三至四項中強度操	七至八項伸展 三至四項中強度操	七至八項伸展 四至五項中強度操	七至八項伸展 四至五項中強度操
週日	自選心肺運動 （二十至二十五分鐘）	自選心肺運動 （二十至二十五分鐘）	自選心肺運動 （二十至二十五分鐘）	自選心肺運動 （二十至二十五分鐘）

進階（高強度操）

在進階等級中，很重要的是要進一步增加你的心肺運動強度。走得更快、健身車踩得更快、或者納入強度更高的選擇，像是滑步機等。如果可以把運動的時間提升至三十分鐘，那會很棒。進階等級也納入了更多具有挑戰性的運動。

下一章會介紹你可以在任何階段的運動計畫中實作的伸展活動。

	第一週	第二週	第三週	第四週
週一	**自選心肺運動** （二十至三十分鐘）	**自選心肺運動** （二十至三十分鐘）	**自選心肺運動** （二十至三十分鐘）	**自選心肺運動** （二十至三十分鐘）
週二	**七至八項伸展 四項中強度操 一項高強度操**	**七至八項伸展 三項中強度操 兩項高強度操**	**七至八項伸展 三項中強度操 三項高強度操**	**七至八項伸展 兩項中強度操 四項高強度操**
週三	**自選心肺運動** （二十至三十分鐘）	**自選心肺運動** （二十至三十分鐘）	**自選心肺運動** （二十至三十分鐘）	**自選心肺運動** （二十至三十分鐘）
週四	**七至八項伸展 四項中強度操 一項高強度操**	**七至八項伸展 三項中強度操 兩項高強度操**	**七至八項伸展 三項中強度操 三項高強度操**	**七至八項伸展 兩項中強度操 四項高強度操**
週五	**自選心肺運動** （二十至三十分鐘）	**自選心肺運動** （二十至三十分鐘）	**自選心肺運動** （二十至三十分鐘）	**自選心肺運動** （二十至三十分鐘）
週六	**七至八項伸展 四項中強度操 一項高強度操**	**七至八項伸展 三項中強度操 兩項高強度操**	**七至八項伸展 三項中強度操 三項高強度操**	**七至八項伸展 兩項中強度操 四項高強度操**
週日	**自選心肺運動** （二十至三十分鐘）	**自選心肺運動** （二十至三十分鐘）	**自選心肺運動** （二十至三十分鐘）	**自選心肺運動** （二十至三十分鐘）

第5章

八種肌肉伸展運動

低強度操

- 練習1：鴿式臀肌伸展
- 練習2：闊筋膜張肌靠牆伸展
- 練習3：闊筋膜張肌滾筒伸展
- 練習4：門口腰肌伸展
- 練習5：門口腿後肌伸展
- 練習6：站立股四頭肌伸展
- 練習7：蝴蝶式內收肌伸展
- 練習8：仰躺翹腿梨狀肌伸展

若要維持健康的身體活動，伸展是非常重要的。當你停止活動，你的身體也會開始惡化。

我在十二歲時，有次打棒球滑壘回本壘，捕手想要觸殺我，因此大力撞上我側邊的身體（但我還是得分了）。我們很快就發現我的腎臟受傷了，結果我在醫院病床上躺了一個禮拜。我在躺了這麼久之後試著下床活動，卻發現我無法走路。我的肌肉萎縮了，我的關節卡住了，是我爸爸扶著我才能站起來。我當時還很年輕健康，因此很快就復原活蹦亂跳了，但這個年幼時的經歷也給我們上了一課，讓我們瞭解到，如果想要有個健康正常的人生，活動是至關重要的。如果那種情況可以發生在一個十二歲的小孩身上，而且還只是一週沒有活動的結果，那麼想像一下這對年紀較長的人會有多大的影響，對於更長時間沒有活動的人又會有多大的影響。

當你的椎間關節失去了可動性，它們就會迅速僵化。軟骨需要透過活動來從血液中獲取養分，協助維持健康的潤滑狀態。當關節停止了活動或者很少活動，表面就會變得乾燥，穩定關節的韌帶會緊縮，你也就喪失了平常的身體活動幅度。

但是我們的身體有著無限的智慧，通常會對喪失的活動性作出補償，促使卡住（或低可動性）部位上方或下方的關節增加活動，也因此，你會同時出現低可動性和高可動性的關節狀態，但這兩種情況都不是最佳的運作狀態。長期下來，這種關節機能不良的情況有可能會導致背部疼痛。

關節退化可能導致骨關節炎等症狀。此外，關節可動性降低，會使得椎間盤的機械性壓力增加，使得維持適當的姿勢更加困難。除此之外，缺乏彈性的肌肉會使得拉傷或扭傷的風險升高。

伸展是很重要的，伸展運動能夠維持可動性，維持關節健康與運作正常，預防受傷，也能避免出現造成短期或長期背部疼痛的症狀。

伸展的方式五花八門，但最常見的是靜態伸展，也就是把肌肉延伸至活動範圍的極限，維持二十到三十秒以上。

其他的伸展方式也可能非常有效。有些伸展可能需要他人協助進行，有些則不需要。這些伸展方式包括本體感覺神經肌肉促進法（proprioceptive neuromuscular facilitation, PNF）、肌筋膜鬆弛（myofascial release）、動態伸展、彈震式伸展（ballistic stretching），以及單一肌群快速伸展法（active isolated stretching, AIS）。本書主要聚焦在靜態伸展，因爲這種伸展方式很適合在家中獨自進行，且能著重在舒緩和預防疼痛症狀。

技巧

如果你才剛要開始執行這項計畫，你可以循序漸進，從維持姿勢十到十五秒開始，每次增加五秒鐘，直到你能達到最終維持三十秒的目標。維持較長的時間會較爲有效。

有七種肌肉對於下背部與骨盆的活動和穩定性非常重要，分別是：臀肌、闊筋膜張肌、腿後肌、股四頭肌、內收肌、腰肌和梨狀肌。爲了讓你能有成功的方程式，我列出了針對每一種肌肉的伸展方式。

練習1：鴿式臀肌伸展

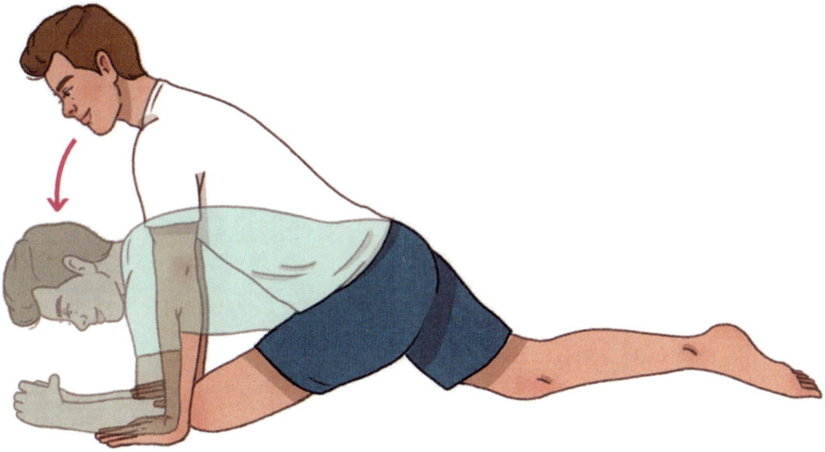

當你久坐了一整天，你的臀肌（屁股）可能變得緊繃而且疲弱。臀肌連結到骨盆，長時間下來，緊繃和疲弱的情況可能造成下背部疼痛和機能失衡。

當你補償臀肌問題時，你可能會引發連鎖反應，因爲你可能很自然會轉動你的骨盆，導致一邊的髖部抬高，基本上也使得抬高那一側的腿變得較短。這可能會對你走路和跑步造成影響，進而給你的骨盆帶來更多問題，引發更多的背部疼痛。

這項伸展會活動到臀肌，並且打開腰椎關節空間，大大舒緩下背部緊繃的情況。這項伸展是我治療的患者中許多人的最愛。如果你有在做瑜伽，你會發現這是瑜伽鴿式的調整版。

步驟：

一、雙手雙腳撐地。

二、左膝往前著地。

三、左腿平放，與右腿交叉。

四、右膝著地。

五、軀幹向前，靠近地板。你的身體越靠近地面，左邊的臀肌就會獲得越強的伸展。

六、深呼吸、放輕鬆。讓地心引力發揮作用，維持此姿勢二十到三十秒。

七、換另一邊。

八、兩邊重複做三次。

・保持安全・

如果你不夠柔軟，你的身體會很難彎出這些角度。別硬做。別因為試著要讓腿做出好幾年（或好幾十年）沒彎過的角度而讓自己受傷了。

・新手建議・

一開始你可能還不夠柔軟，無法將前腿做這樣的摺疊。沒關係的。慢慢來，讓你的腿盡可能接近理想的位置。你一開始可能也沒法讓身體很貼近地面，一樣盡可能前傾，每次做都進步一些即可。

練習 2：闊筋膜張肌靠牆伸展

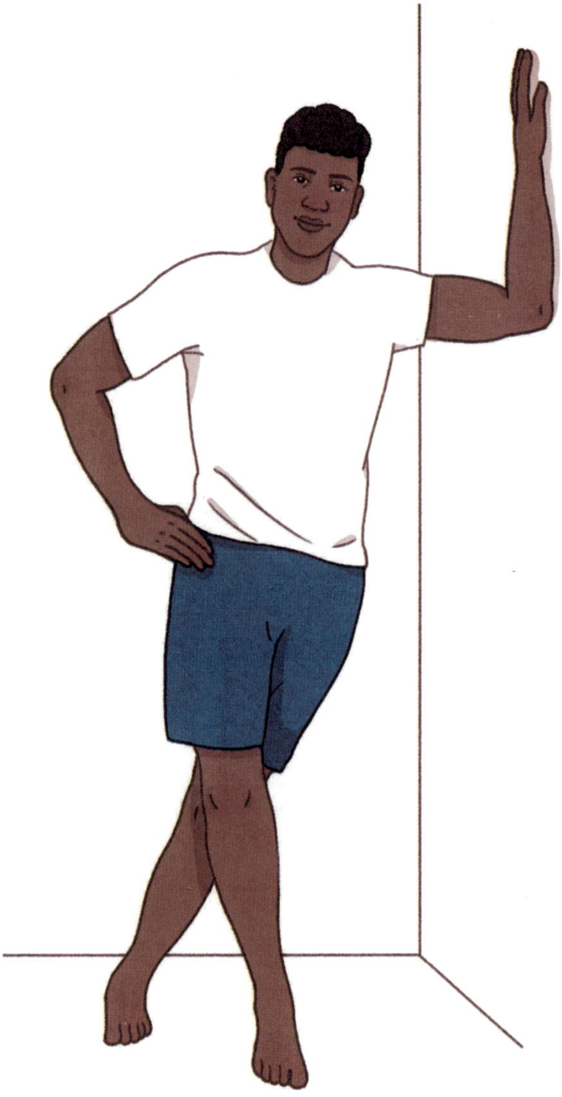

闊筋膜張肌是大腿上部肌肉的一部分，牽動髂脛束，亦即延續大腿側邊跨過膝蓋的結締組織鞘（筋膜），扮演輔助骨盆、髖部和腿部的功能。

和臀肌一樣，久坐會使闊筋膜張肌緊繃。也和其他連結到骨盆的肌肉一樣，闊筋膜張肌緊繃，會造成上方或下方的關節出現問題。這也就是腿部闊筋膜張肌緊繃可能造成你背部疼痛的原因。

步驟：

一、側站在牆邊，離牆面約一個手臂的距離。先從身體左側面牆開始。

二、伸出左手臂扶牆，保持平衡。

三、右腿在前與左腿交叉。

四、下背部維持拱起（延展）的姿勢。

五、讓骨盆靠向牆壁，再近一點就會碰到牆的感覺。

六、當你把骨盆靠向牆壁，你就會開始感覺到伸展，這時，維持此姿勢二十至三十秒。

七、左右邊反覆做三次。

・保持安全・

務必要保持平衡，別跌倒了，也別因為靠太近而撞到牆壁。

・新手建議・

骨盆靠牆壁越近，你會感覺到越多的伸展。儘管越靠近會越有效，但如果你一開始沒法靠很近，可以慢慢調整你的姿勢，逐漸增強你的柔軟度、耐力與平衡，提升自己的信心。

練習 3：闊筋膜張肌滾筒伸展

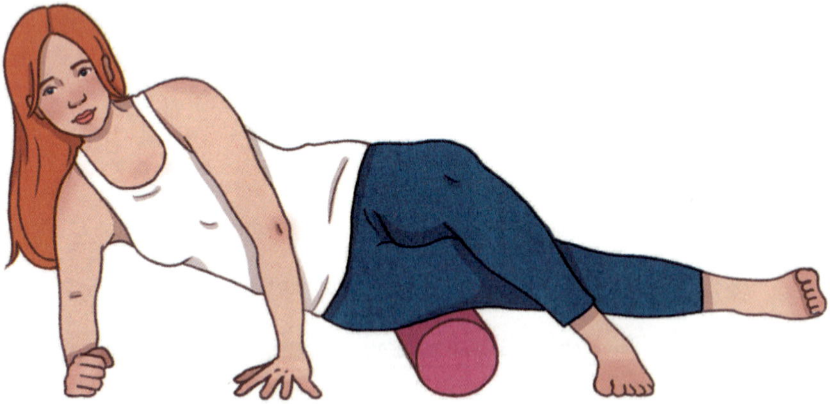

這是另一種放鬆闊筋膜張肌的方式，畢竟此肌肉和臀肌一樣，都是出了名的難放鬆。泡棉滾筒是一種低價、低科技的自助方案，能夠用來協助舒緩你的下背部疼痛症狀。然而，這項伸展是較進階的，因此當你進入中等強度或進階層級運動計畫時，再來嘗試這項伸展。

我建議使用直徑十五公分的滾筒。你可以在運動用品店或網路購物買到滾筒。

步驟：

一、身體側躺，右手肘撐地，撐起身體。

二、滾筒與身體垂直，置放於闊筋膜張肌中段下方。滾筒也會觸碰到臀肌。

三、肩膀放鬆，讓體重自然落於滾筒上。

四、在體重落下的同時，你會感覺到壓力增加，而且可能會有些微疼痛。在疼痛的點上，將身體稍稍撐高一些，感受到壓力時深呼吸，維持此姿勢五至十秒鐘。

五、將撐高的身體稍稍放低，並緩慢滾動，放鬆剩餘部位的肌肉。大約兩、三分鐘便可涵蓋整條肌肉。

六、換至左側身體，重複上述動作。

・保持安全・

在健身房裡，我經常看見人們用滾筒來滾動髂脛束。我不建議這麼做，因為髂脛束組織非常薄，壓力可能使該組織受到刺激，蓋過了滾筒所帶來的助益。我建議只把滾筒用在放鬆肌肉本身，而不是放鬆結締組織。

・新手建議・

這項伸展需要許多平衡度，而且也會有些許疼痛。你可以透過將上半身靠在墊子上來緩和平衡與疼痛的問題。這麼做會減少闊筋膜張肌承受的壓力，因此也會降低滾筒放鬆的效果。透過這樣的技巧來調整位置並且習慣滾筒動作，然後再試著適當地撐起上半身。

練習 4：門口腰肌伸展

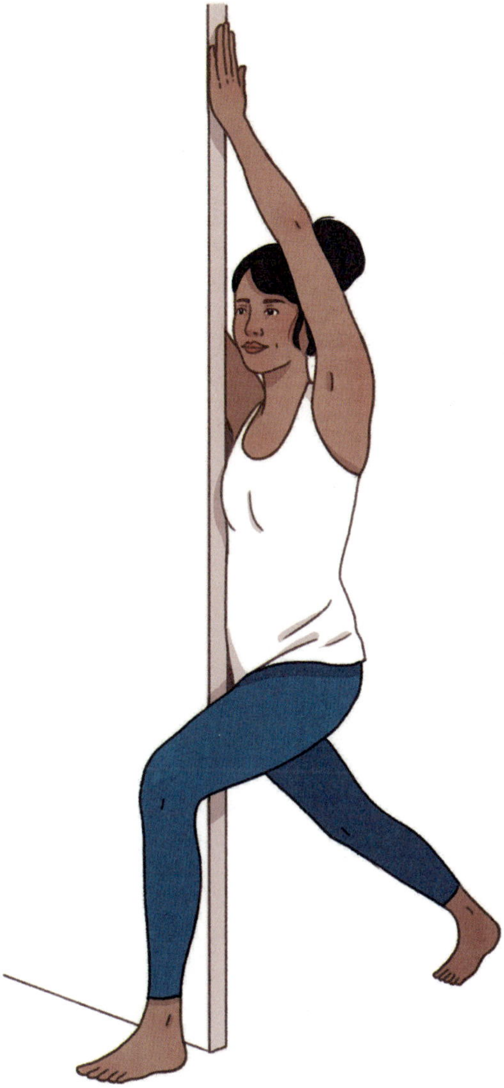

當患者前來治療下背部疼痛時，我一定會檢查他們的腰肌，如果有腰肌緊繃的情況通常就是肇因。腰肌從脊椎延伸至骨盆再到股骨，是軀幹與腿部之間的主要連結。有許多彎腰以及腿部的動作是由腰肌所負責。

靜態工作與勞力密集的工作都可能造成腰肌緊繃。當你整天久坐，你的髖部是呈現彎曲的狀態，會使得肌肉逐漸緊繃。同樣地，若一整天持續做彎腰的動作，例如使用手提電鑽等，也會造成相同的問題。坐辦公桌使用電腦和操作手持電鑽，對下背部是同樣危險的情況，人們通常很難接受這概念，但這是真的。

步驟：

一、站在門口，右側身體靠在門框上，左腳跨過門檻。

二、右腳向後踩六十到九十公分。

三、踮腳尖，腳後跟離地。

四、雙臂舉起過頭，靠在上方牆面。

五、雙膝微彎。

六、當你開始感覺到腹部右側的腰肌伸展，維持該姿勢二十到三十秒。

七、左右兩側反覆做三次。

·保持安全·

身體務必要先平衡，然後才開始伸展。別略過將手臂靠在牆上的步驟，這動作會避免你摔倒。

·新手建議·

右腿往後伸的距離越短，這項伸展就會越輕鬆。你可以慢慢增加往後延伸的距離，直到建議的六十至九十公分。但如果一開始這樣的延伸距離太過困難，縮短一些也是可以的。當你熟練了正確的姿勢和動作，你也可以嘗試不踮腳尖，雙腳平踩地面來做這項伸展。

練習 5：門口腿後肌伸展

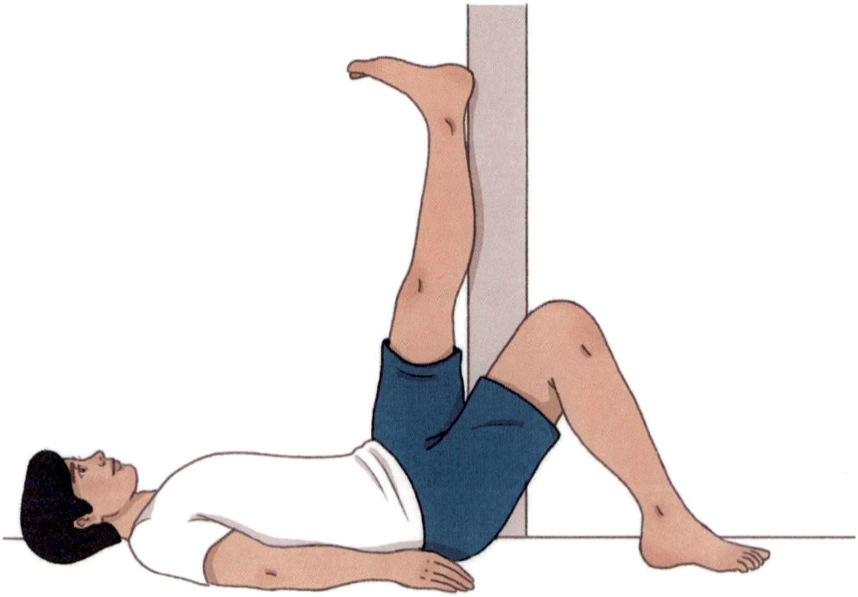

腿後肌位於大腿後方，有兩項重要功能：延展髖部和彎曲膝蓋。如果你的腿後肌偏緊，你的骨盆就會被迫向後移，造成一連串的問題。

我經常看到這類情況：患者因為下背部疼痛來找我，我囑咐他們做腿部伸展，但他們卻說：「醫生，我不瞭解。我是下背部在痛，你為什麼叫我做腿部伸展？」我解釋說，因為腿部有許多肌肉連結到骨盆，而腰椎就位在骨盆上，因此這些腿部肌肉的柔軟度和力量都會直接影響到下背部。

當我在檢查患者時，腿後肌緊繃是我最常發現的情況之一。我在舊金山診所治療的患者大多數是科技業員工，他們整天久坐，膝蓋彎曲，使得腿後肌長時間處於縮短的狀態。

這項腿後肌伸展是單人的版本，常見的腿後肌伸展是兩人一起進行，其中一人平躺，抬起一條腿，另一人站著，推躺著的人抬起的腿。

有許多方式可以伸展腿後肌，但我選擇這個方法，因為這是最輕鬆的方式，你可以放鬆進行伸展。

步驟：

一、平躺在門口，左腿抬起靠在門框上。

二、右腿伸過門檻。

三、右膝彎曲，穩定下背部，讓下背部平貼在地面上。

四、讓臀部盡可能靠近門框。越靠近，伸展強度越大。

五、持續靠近直到感覺到極限了，然後再多推近一些些。切記，不要造成疼痛的感覺。

六、維持三十秒。

七、雙腿交替反覆做三次。

・保持安全・

當感覺腿後肌已經伸展到極限時，再多推進一些些。「一些些」是很重要的指示。如果你把腿後肌推過頭，可能會有受傷的風險。

・新手建議・

儘管要盡可能把臀部靠近門框，但一開始距離稍遠一些可能會比較輕鬆。你剛開始運動時，你的腿可能還做不到垂直九十度。

練習 6：站立股四頭肌伸展

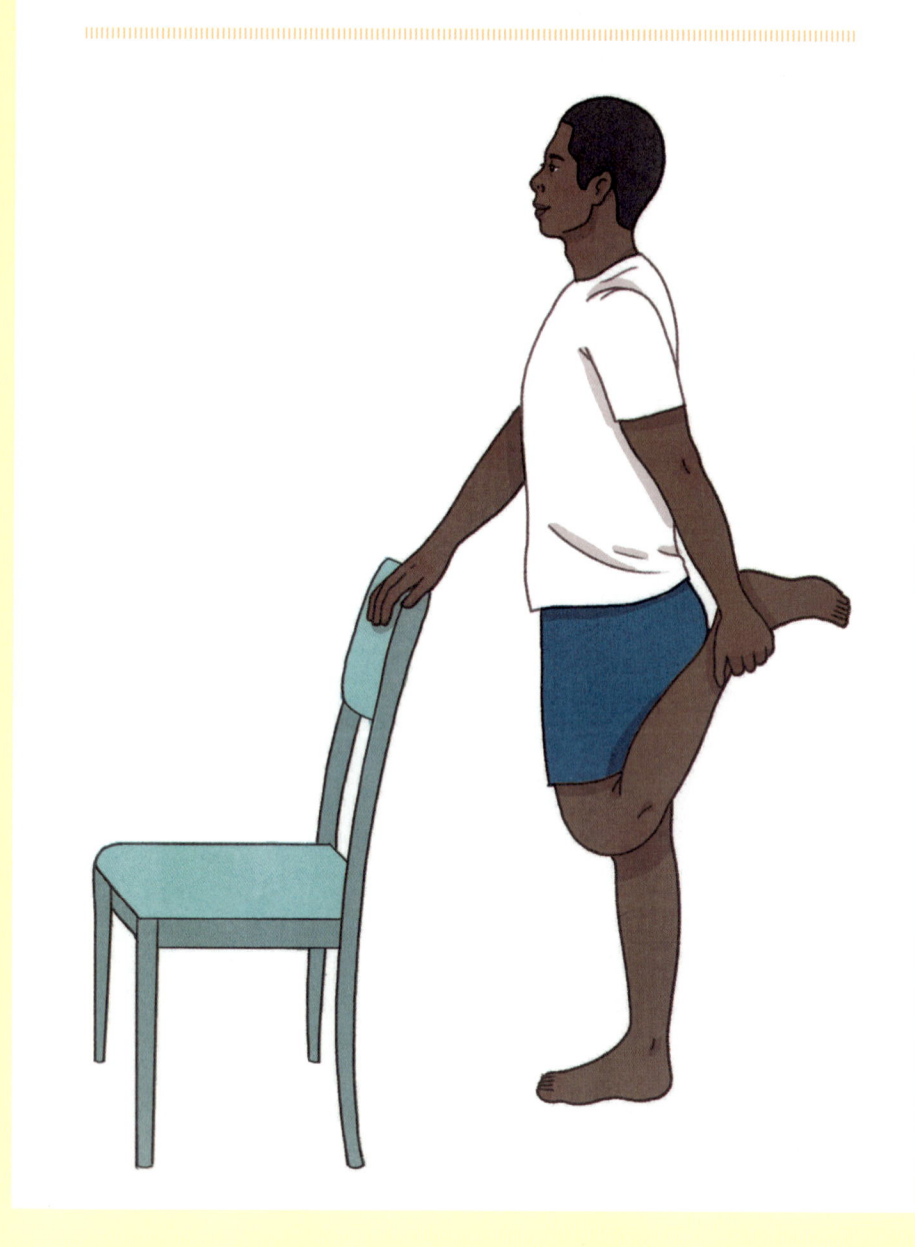

股四頭肌位於大腿前方，由四塊肌肉組成而得名。股四頭肌讓你能夠彎曲髖部和伸直膝蓋，是基本日常活動很重要的肌肉，像是從坐姿站起身以及上下樓梯等。

就如同緊繃的腿後肌會把骨盆往後拉，緊繃的股四頭肌則會把骨盆往前拉。過度緊繃的股四頭肌可能會造成膝蓋、髖部、骨盆以及肌肉上下任何關節的疼痛和機能失衡情況。

步驟：

一、在站姿下，左腿向後彎曲，並用手抓住左腳踝。

二、將腿拉向臀部，直到感覺肌肉繃緊。

三、在感覺繃緊時，再多拉近一些些。

四、維持二十到三十秒。

五、雙腿輪流反覆做三次。

・保持安全・

就像腿後肌伸展一樣，當你拉回你的腿時，到緊繃的極限再多拉回一些些。如果你拉得太大力，可能會有受傷的風險。

・新手建議・

在做這項伸展時要維持平衡可能有點挑戰。如果你很難維持平衡，試著扶著椅子或門框以保持穩定。

練習7：蝴蝶式內收肌伸展

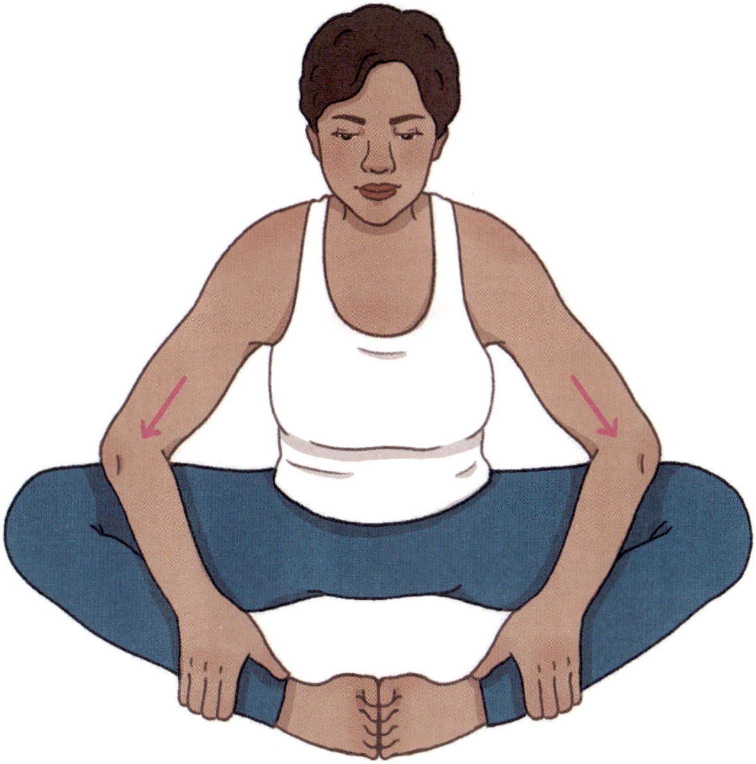

你的腿可以往六個不同的方向移動：往前（彎曲）、往後（延伸）、向左旋轉、向右旋轉、遠離身體中心（外展）、趨向身體中心（內收）。一群稱作內收肌的肌肉負責把大腿拉向髖關節處的身體中心。

內收肌疲弱或緊繃可能會導致髖部有穩定性的問題，進而造成下背部疼痛。

步驟：

一、一開始先坐在地板上。

二、雙腿膝蓋彎曲，兩腳腳跟在身體前方相會，腳踝靠在地板上。

三、雙手抓住兩腳腳踝。

四、兩邊手肘自然垂放在膝蓋上。

五、身體慢慢向前彎，同時用手肘向下抵住膝蓋，維持二十到三十秒。

六、反覆做三次。

・保持安全・

這是非常安全的伸展，很難會做過頭，但仍要留意別把膝蓋向下壓到會感覺疼痛的程度。

・新手建議・

理想上，在這項伸展裡最好能夠整個上半身前彎貼平。如果這樣的程度太不切實際，盡自己所能向前彎即可。

練習 8：仰躺翹腿梨狀肌伸展

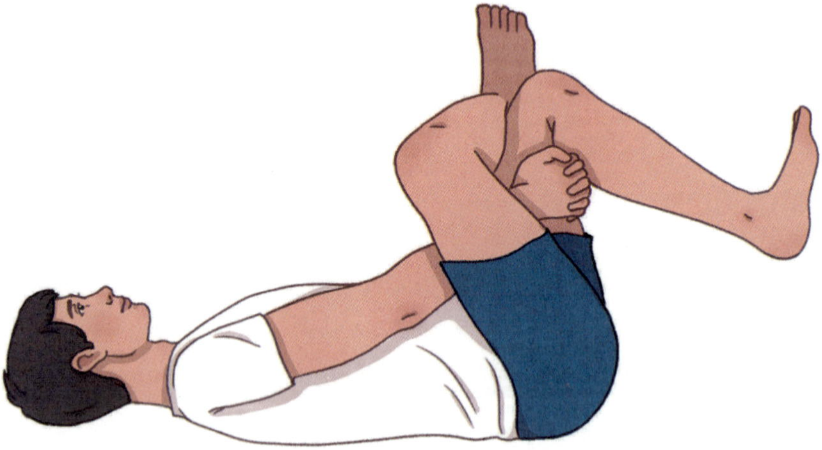

梨狀肌是臀部區域的肌肉，負責大腿旋轉和內收的動作。坐骨神經從梨狀肌底下通過，因此當梨狀肌緊繃或痙攣時，可能會對坐骨神經造成壓力，引發臀部和腿部嚴重疼痛。

由於梨狀肌在臀部肌肉底下，因此伸展放鬆梨狀肌也很類似臀大肌伸展。

步驟：

一、平躺在地面上，雙腿膝蓋彎曲，雙腳平踩地面。

二、抬起右腿，將右腳腳踝跨放在左腿膝蓋上。

三、雙手抱住左大腿後側。

四、將左腿膝蓋輕輕拉向你的胸口。

五、當你感覺拉緊時，再拉近一些些。維持這姿勢二十至三十秒。

六、兩腿交替進行兩次或三次。

・保持安全・

當梨狀肌變得緊繃或痙攣，你可能會出現梨狀肌症狀，也就是臀部疼痛並且蔓延至腿部。運動方式不良可能會造成這種情況，因此務必留意可能會不小心傷到自己的細微動作。舉例來說，在跑步時，要避免不平坦的地面，而且跑步前後都要做伸展。至於這項伸展過程中的安全情況，和前面所述一樣，在感受到阻力時再多拉一些些。別拉過頭了，否則會有受傷的危險。

・新手建議・

這項伸展需要把自己像個結一樣折起來。如果你一開始柔軟度還不夠，就盡可能把膝蓋拉向胸口，盡你所能地靠近。

第6章

二十九種
增強核心肌耐力運動

低強度操

- 練習1：貓牛式
- 練習2：屈膝抱腿與骨盆傾斜運動
- 練習3：初級捲腹
- 練習4：伏地挺身／調整版蛇式
- 練習5：捲腹
- 練習6：仰臥扭轉
- 練習7：俯臥背部伸展
- 練習8：仰臥背部伸展
- 練習9：單腳平衡站立
- 練習10：交叉爬行
- 練習11：死蟲式

中強度操

- 練習1：基本棒式
- 練習2：側棒式
- 練習3：瑜伽球捲腹
- 練習4：瑜伽球仰臥扭轉
- 練習5：瑜伽球俯臥背部伸展
- 練習6：瑜伽球仰臥背部伸展
- 練習7：平衡墊單腳站立
- 練習8：瑜伽球交叉爬行
- 練習9：滾筒死蟲式

高強度操

- 練習1：登山者棒式
- 練習2：單腳棒式
- 練習3：單手單腳棒式
- 練習4：交叉登山者式
- 練習5：捲腹伏地挺身
- 練習6：瑜伽球伏地挺身
- 練習7：平衡板或滾筒單腳站立
- 練習8：懸吊提腿
- 練習9：翻滾香蕉

治療和預防背部疼痛唯一最重要的方式，就是鍛鍊強健且平衡的核心。核心是由控制腰盆髖複合體的二十九塊肌肉所組成。它是你的重心所在，也是許多身體動作的源頭。核心是個整合的機能單位，包含了軀幹前方和側邊的腹部肌肉、脊椎旁維持身體直立的豎脊肌，以及連結腰椎、骨盆和股骨的其他眾多肌肉。核心也包含了與呼吸相關的橫隔膜肌肉、長條狀肌肉如闊筋膜張肌，以及腿後肌等延伸過膝蓋連結脛骨的肌肉。強化此區域的肌肉可不只是鍛鍊出六塊肌這麼單純。

你會在無意識的情況下不自主地運用到許多核心肌群，因此你大概也很少會去想到這些肌群，甚至從來沒想過。但核心肌群是極爲重要的，能夠穩定脊椎關節，並且能夠透過這些關節來移動和傳送力量。

在這樣的關聯下，「穩定」指的是協調和平衡。你的肌肉是以高度複雜的方式一起運作。要做出某個特定的動作，當一個肌肉啓動時，另一個肌肉可能就需要放鬆下來。肌肉之間會協同運作，或者相對抗地運作。但若彼此之間沒有適當地協調，力量就無法平順地在關節間流動，使得你更容易會受傷或感到疼痛。

在日常的活動中，核心會給脊椎提供重要的保護，避免你在彎腰、坐下、抬重物和跑步等活動中受傷。核心穩定與強化運動能夠協助你增強力量、控制和耐力。

從許多方面來看，核心就像是房屋的地基，它不僅保護你的下背部，同時也協助支撐位於其上的所有東西。舉例來說，某天你可能發現你家屋頂的一塊木瓦片鬆脫掉落到地上，所以你爬到屋頂上去換了一片新的。一個月後又發生了相同的情況，而且這次還掉了兩片。當你把這情況告訴建築承包商時，他說要看一下你家的地下室。你很疑惑——畢竟你家是屋頂有狀況，感覺跟地下室八竿子打不著——但你還是帶他去地下室看看。當他檢查你家的地基時，發現了一個大裂縫，就是這個裂縫造成房子不穩固。這裂縫就是屋頂會出狀況的原因。

你在身體上也可能會體驗到相同的現象。留意一下，在你做完腹部運動後（這一章有許多腹部運動可以選擇），你會發現自己很自然地站得比較挺直。這是因爲核心肌肉與背部中上段肌肉的連結所致，同時還有神經連結協助協調所有肌肉的運作。

我經常提醒患者們「背部和正面是一體的」。身體正面與背面的協作、從內部到外部的協調，能幫助你保持安全與免於疼痛。在本章裡，我們會介紹一系列的運動，可以讓你混搭利用。這些運動著重在鍛鍊腰部和腹部肌肉，能夠協助你增強核心肌力。

工具

我強力提倡使用低價格、低科技的自我鍛鍊工具。即使你家中的空間非常有限，你還是能夠設置一個迷你健身空間，用來進行本書中所介紹的鍛鍊、伸展和強化運動。

你也可以在這個迷你健身空間裡增添一些工具，以進一步協助你的運動和復原過程。我推薦的工具和器材包括：

瑜伽球

瑜伽球（也稱作物理治療球）適合強化和穩定下背部，是最有價值的運動工具。你可以使用這個充氣的球來進行各種運動，本書中也列出了許多這類的運動。

在中強度和高強度的強化運動中，有許多項目會用到瑜伽球。如果這裡列出的工具中，你只會購買一樣，那就買瑜伽球。瑜伽球不貴，而且在網路上或運動用品店就可以買得到。要買哪種尺寸的瑜伽球，則是以你的身高和你要做的運動類型來判定。

一則小提醒：幫瑜伽球充氣可能會費一番功夫。買的時候通常會附手壓或腳踏的打氣筒，但我會建議找加油站的自助打氣站，花點小錢給瑜伽球打氣，把加壓噴嘴對準瑜伽球的打氣口，不到三十秒就可以充飽氣。如果你本來就有下背部或肩膀疼痛的症狀，這個做法更是特別有幫助。畢竟，你買瑜伽球是要來治療背痛的，結果手動打氣還搞得症狀更嚴重也太讓人沮喪了。

泡棉滾筒

這是居家運動必備的用具。我通常建議使用直徑十五公分、長九十公分的滾筒。滾筒有多種功能。滾筒很適合伸展和自助按摩肌肉，我特別喜歡用滾筒來按摩臀肌和闊筋膜張肌。當你在做平衡運動時，滾筒也很適合用來提高運動難度。由於滾筒是圓柱狀的，因此當你躺在地上時，背部墊著滾筒，會使得任何運動都變得更有挑戰性。

在中強度和高強度的運動中，有不少項目會使用到滾筒。但由於滾筒也可以用於伸展和按摩，因此當你進行低強度操時，許多時候滾筒也是可以派上用場的。

平衡墊

下背部穩定也是重點所在，因此訓練平衡度是很重要的。身體是以動力鏈的方式運作，意味著眾多身體部位彼此之間有著相互的關聯性。腳或踝部要是不穩定，不論是新傷或舊傷造成的，都會影響到受傷區域上方的關節，從膝關節到髖關節再到薦髂關節和腰椎都會受到影響。平衡墊是個簡單的泡棉墊，密度不一，可協助強化和穩定足部及踝部，以支撐下背部。中強度操中有一項便使用到了平衡墊。

單槓

你可以在許多地方找到單槓，像是健身房或住家附近的公園遊樂場等。但如果你想在家裡設置一個迷你健身空間，可以考慮自己安裝一個單槓。有許多單槓可以穩固地安裝在門框上，省去了你出門找單槓的時間。

你可能在想：「單槓？我才不要拉單槓！況且那對我的下背部有什麼幫助？」這個問題會在高強度的運動項目中答覆，其中一項運動有用到單槓。

自助按摩器

自助按摩工具有像是Theracane手杖按摩棒（鉤狀的塑膠按摩工具）或者更昂貴的Theragun按摩槍，這些按摩器都可以用來舒緩肌肉緊繃的疼痛區域。按摩槍獲得許多人的好評，因此如果你的預算足夠的話，可以購買這種最強大的家用按摩器材，這項投資可能會很值得。不過，手杖按摩棒同樣能夠達到舒緩的效果。

阻力帶

彈性阻力帶是另一項有助於增進力量和平衡度的工具。阻力帶有各種不同的鬆緊度，因此你可以從較輕的阻力開始，逐步增強。如果你喜歡阻力運動，而且家中也有足夠空間，那麼你可以設置全身式阻力訓練系統（TRX），由於更高強度的阻力帶設計，因此你會有更多層級的阻力選擇。透過此系統，你能夠懸吊在不同的活動層面上，因此等於是把自身體重也加入阻力內。儘管本書中的所有運動都沒有明確納入使用阻力帶或者全身式阻力訓練系統，但在你未來進行更多元的鍛鍊時，或者需要增加伸展的強度時，阻力帶都會是個便宜又有效的選擇。

重訓器材

另一種簡單且便宜的增加鍛鍊強度方式，就是基本的自由重量訓練。啞鈴最輕可以到一磅，而且是以磅數作販售的。透過在本書的部分運動項目中增加手持的自由重量，你就可以增加訓練的組數和阻力。經過一段時間後，你可以再提升至使用壺鈴，這是一種鐘型的手持重量器材，可以協助你鍛鍊更強大的核心力量。

藥球

你也可以在你的鍛鍊中加入一個或多個負重藥球。藥球有各種不同的重量，通常是從兩磅開始，最高達十二磅。相較於啞鈴或壺鈴，藥球有一個重要的優勢：你可四處丟藥球，也不用擔心會在牆上砸出個洞來。有一項運動可以強化橫腹肌：側身站在離牆面約一百八十公分處，手握藥球對著牆做丟接，過程中轉動你的軀幹，這是強化身體側邊肌肉很棒的方式。但千萬別拿壺鈴來嘗試這項運動！

充氣墊

當你坐在書桌前，你甚至也可以同時訓練你的核心力量與平衡。你只需要在座椅上放個充氣坐墊即可。當你坐下時，墊子會有些輕微的移動，有助於你在工作時同時強化核心。

請注意：你並不需要馬上衝出去花大把鈔票買器材。一開始，你可以先純粹徒手完成健康的背部伸展活動。隨著你的伸展與強化訓練持續進展，如果你還想要提高挑戰，讓訓練項目多樣化，並且改善訓練成果，這時你才需要在適當的時候逐漸增添更多的工具或器材。

老年人運動的重點和益處

對任何年齡的人來說，身體活動都是很重要的。隨著年齡漸長，如果你還想要繼續做著自己喜愛的事情，像是打網球、園藝、陪兒孫去遊樂場、或者純粹只是去公園散步，這時，保持身體活動更是尤其重要。不幸的是，下背部疼痛有可能會阻礙了你去享受這些讓人生充滿意義的活動。

由於身體已經經歷了一輩子的損耗，因此，老年人的需求可能與年輕人非常不同。隨著年紀增長，關節和肌肉自然會變得僵硬，心血管系統也不再那麼強健。因此，老年人運動的重點會放在與自然老化的過程相抗衡。

在你開始運動計畫之前，要先諮詢醫師，確定自己沒有任何健康上的狀況會限制你做某些活動，或者禁止你做特定的活動。

在取得醫師的許可後，要以較溫和的方式開始執行運動計畫。你要著重的區域應在力量、耐力、柔軟度和平衡度。

要改善力量，可以透過負重、阻力帶或者徒手的方式做阻力訓練。耐力要透過心肺運動鍛鍊。柔軟度則需要靠持續地做伸展。而平衡度則需要你把力量、耐力和柔軟度都投入到提升平衡度的訓練中。

你會來閱讀這本書，肯定是因爲現在或過去曾經歷下背部疼痛，儘管如此，這種全身性運動所帶來的好處也不僅止於此。力量、耐力、柔軟度和平衡度的提高，可以降低諸如糖尿病和高血壓等慢性疾病的風險，也可以強化你進行日常必要活動的能力，像是爬樓梯、提購物袋等，同時也會減少跌倒的機率。這會改善你的生活品質，因爲你可以執行各種日常活動而不受疼痛所苦。

此外，做這些運動也可以是很有趣的。你可以找到你喜愛的活動，像是游泳、騎腳踏車、甚至是打籃球，以及抱孫子、練瑜伽、打太極拳。

當我經過舊金山唐人街的公園時，經常會看見一群老人家在打太極拳，那看起來就像一支優美的慢動作舞蹈。太極拳是一種全身性的運動，融合了平衡度、柔軟度和力量。而且由於太極拳的動作非常緩慢，因此不會有因爲高度衝擊而使關節受傷的危險。此外，太極拳也是非常放鬆的活動，經常會被稱作是活動式冥想。

你的身體生來就是要活動的。當你停止不動，身體就會崩解——有時崩解速度是很快的。但你仍舊能夠重建強健的身體，永遠都不嫌晚。

你可以從書中列出的任一低強度操開始，並選擇你喜愛的心肺有氧活動，透過上下樓梯或者開始使用手持的負重練習來增強力量，嘗試瑜伽伸展來放鬆肌肉和活絡關節。然後做做捲腹運動，鍛鍊出你夢寐以求的六塊肌（只是開玩笑啦！）。我保證在經過核心鍛鍊後，你會站得更挺直，而且感覺更有活力。而且，是的，你甚至可以緩解那惱人的背部疼痛。

你在活動時也會感覺更輕鬆自在。還在等什麼，現在就開始運動吧！

技巧

我整理了三種不同程度的強化運動：低強度、中強度、高強度。我建議先嘗試並且熟練了低強度的運動後，再依序進入中強度和高強程的運動。

較理想的做法是，每週做這些強化運動三到四次，搭配前一章介紹的伸展以及心肺運動，透過全身性肌肉骨骼鍛鍊的方式，實現健康的背部照護。

此外，有些運動可能感覺是介在伸展與強化運動的中間地帶，尤其是低強度的運動項目。爲了本書的目的，我把一些這類型項目列在強化運動的章節裡，因爲這些項目較略爲偏向強化性質，而非增加柔軟度。

練習1：貓牛式

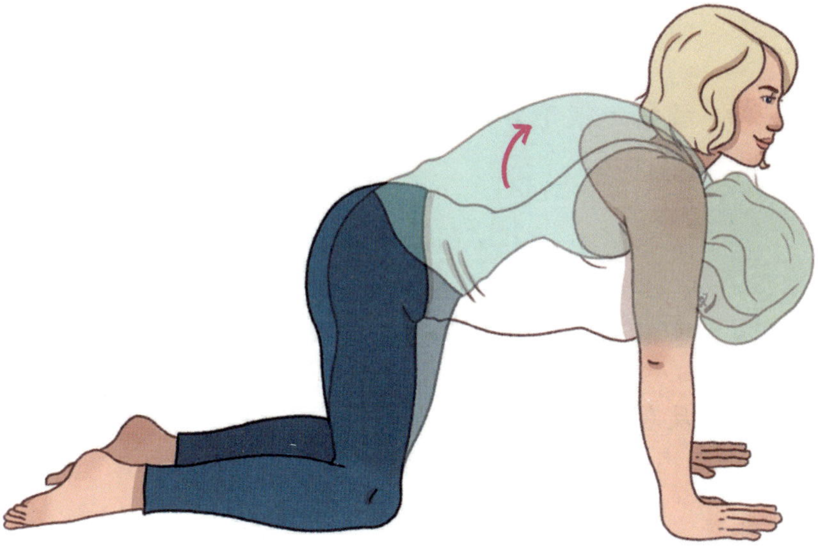

貓牛式介於伸展與強化運動之間。這動作非常溫和，能夠協助放鬆腰椎關節、改善身體姿勢與平衡感。這個動作會整合到其他更有挑戰的運動裡。

步驟：

一、四肢著地。

二、放鬆，讓下背部／腰椎向地面下沉（這是牛式）。

三、收緊腹部肌肉並拱起下背部（這是貓式）。

四、整個過程中都要聚焦在呼吸上。

五、反覆做五到十次。

・保持安全・

這是一項溫和且簡單的運動，但如果你有任何疼痛的感覺，就要立即停止。

・新手建議・

在下沉與拱起下背部的過程中，你可能會發現自己的動作幅度很小。可以慢慢來，逐漸增加下沉與拱起的幅度。

練習 2：

屈膝抱腿與骨盆傾斜運動

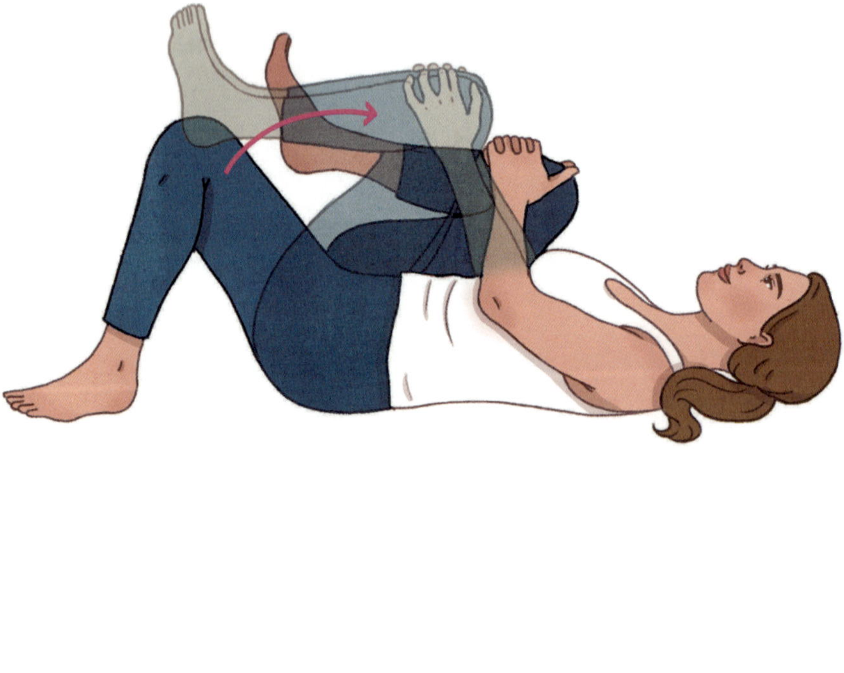

屈膝抱腿伸展與骨盆傾斜對於舒緩下背部疼痛非常有幫助，但並不是每個人都適合做這個運動。如果你的醫療照護人員確認是椎間盤突出造成你的疼痛，那麼這項伸展動作實際上可能會使椎間盤突出更嚴重。（想像一顆水球：當你壓前方時，它會從後方突出。而這些伸展對於突出的椎間盤也會造成相同的影響。）

但如果你的疼痛是由腰椎關節後側脊椎小面的部位造成的，那麼這些伸展活動就能夠消除刺激神經的壓力，舒緩你的疼痛。

步驟：

屈膝抱腿伸展：

一、平躺於地面上，雙腿膝蓋彎曲，雙腳踏地。

二、抬起右膝，靠向胸口。

三、抱著右膝。

四、在抱著右膝的同時，抬起左膝。

骨盆傾斜運動：

一、維持相同的平躺姿勢。

二、維持雙腿膝蓋彎曲，並且輕輕地讓下背部貼平地面。（下背部離地面距離不會太遠！）

三、維持兩、三秒鐘，然後放鬆。

四、反覆做五到十次。

五、抱著雙腿膝蓋並拉向胸口。

六、維持幾秒鐘。

七、將一邊膝蓋放回地面，接著另一邊也放回地面。

八、反覆做五到十次。

・保持安全・

當患者因下背部疼痛就醫時，醫療照護人員通常會給一張各種下背部運動的指引。但伸展和運動並不是全都一體適用。很重要的是要確定哪些運動是適合你做的。如果你有椎間盤突出的問題，有些伸展活動可能會讓情況更惡化。

・新手建議・

你可能無法讓膝蓋整個靠近胸口。盡你所能拉近胸口即可。

練習 3：初級捲腹

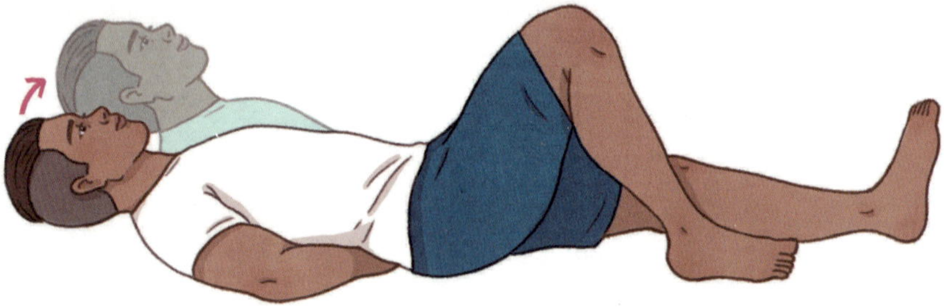

這是非常溫和且細微的運動，目的是要教導你如何讓自己的核心投入身體活動的挑戰。在我的執業過程中，我看過許多人與自己的身體脫節。當然，並不是眞的脫節，而是無法有意識地控制他們的身體。他們會有一種不協調的感覺，身體似乎無法遵從大腦的指令。當我在指導他們進行一些並不困難的細微動作時，這種脫節的情況尤其明顯。

初級捲腹是一個細微動作的例子。這動作看似簡單，但對很多人來說卻需要很有毅力才能把動作做對。

步驟：

一、平躺於地面上，雙腿膝蓋彎曲，雙腳平踩地面。

二、把雙手放在下背部底下的腰椎弧度處。

三、一邊的腿伸直，另一邊膝蓋保持彎曲。雙手應可感受到下背部肌肉收緊。在肌肉收緊時，要確定下背部的弧度沒有改變。

四、吸氣。

五、吐氣時，輕輕將頭抬起離開地面，但不要讓下背部的弧度改變了。

六、維持此姿勢六到八秒。

七、把頭放回地面上，伸直的膝蓋回到彎曲的位置。

八、雙腿交替伸直，反覆做五到十次。

練習4：

伏地挺身／調整版蛇式

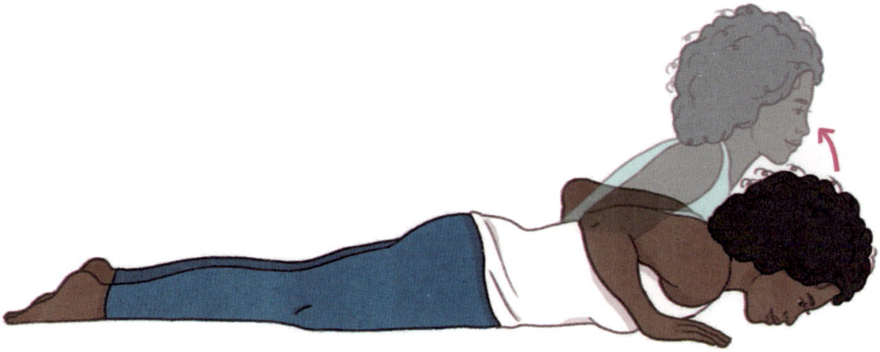

如果你的疼痛是椎間盤刺激引起的，這項運動很可能會給你帶來幫助。回到前面提到的水球比喻，從後面壓水球，會讓水球從前面突起。如果後椎間盤刺激造成了疼痛，這項伸展會消除神經根的壓力，帶來舒緩。

你可能會發現這是瑜伽經典動作蛇式的調整版。在典型的蛇式動作裡，要維持伸展的動作；而在這個版本中，動作則是持續的，用意是要推動椎間盤。

步驟：

一、俯臥趴在地面上。

二、下背部放鬆。做幾次呼吸，能夠協助放鬆。

三、溫和地用手臂推起身體，要留意這項伸展的所有動作都要來自手臂，讓下背部被動地拱起。

四、溫和地讓身體回到最初的位置。

五、反覆做五到十次。

・保持安全・

別讓下背部變得緊繃，只讓手臂出力做動作。如果你的下背部也用力了，那就不是適當的伸展。

・新手建議・

在舒服的狀態下，盡可能讓身體拱起，同時要維持正確的方式。

練習 5：捲腹

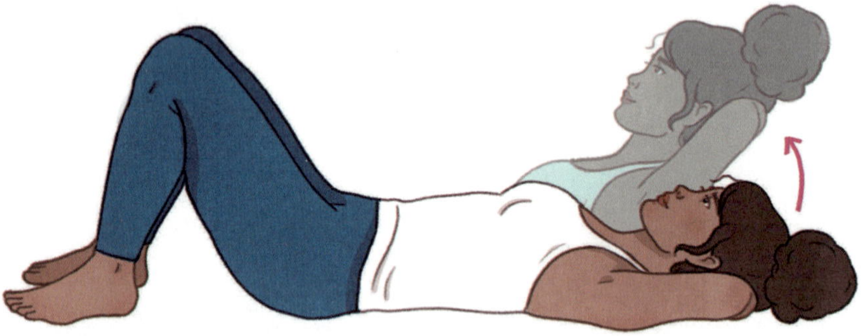

我服務的其中一間診所專精治療職業相關的損傷。在診所裡，我看過許多重度勞動者：整天操作吹管的鋼鐵廠員工；運送啤酒的卡車司機，得把啤酒桶從批發商的出貨區搬上卡車運送到各地酒吧；飯店的清潔人員，需要給數十間房間翻動床墊更換床單；警察；消防員；樹木修剪工。

當他們來找我時，我會問他們是否有做運動。他們通常會用不可置信的眼神看著我，好像我瘋了似的。有些人會說：「醫生，你瘋了嗎？我有沒有做運動？我每天都在搬啤酒桶，當然有運動啊！」或者說：「我每天都在翻床墊，當然是有在運動啊！」當然，他們確實都有透過抬重物、走路等等的活動在運動，但他們幾乎沒有人是在做他們需要的運動：核心肌力和穩定性鍛鍊。強化腹部是預防背部疼痛計畫的關鍵部分。捲腹運動能讓你安全地鍛鍊這些肌肉。

腹部肌肉分成數群：腹橫肌、腹直肌、腹斜肌。儘管這些肌肉都是在你身體的正面，但卻是和下背部肌肉協同運作的。可以把這些肌肉想成是腰椎內部支撐的一部分（這也是爲什麼我不鼓勵在沒有急性疼痛的情況下使用護背腰帶）。

步驟：

一、平躺於地面上，雙腿膝蓋彎曲，雙腳平踩地面。

二、身體軀幹抬起約二十五至三十度，也就是還不到垂直坐起的一半。抬起到腹部有緊繃的感覺。當感受到緊繃時，再抬起幾度。

三、反覆做五到十次。

＊當這項運動做了幾天之後，感覺較熟練時，可以加入一些變化。第一次抬起身體時，和上面的描述一樣直直地抬起來。第二次時，抬起身體並且輕輕轉動身體，讓右手肘能夠指向左膝。第三次時，換轉向另一邊，左手肘指向右膝。透過此變化，你也會鍛鍊到腹直肌和腹斜肌。

・保持安全・

切記，運動的目的是要強化腹部肌肉，而非背部肌肉。當你在做捲腹時，應該主要感受到身體正面有收縮的感覺，而不是背部收縮。如果下背部有不舒服的緊繃感，那就降低個幾度，直到緊繃感消除。別把身體抬起超過這個幅度。

如果你有脖子疼痛的狀況，你可以做反向捲腹。開始時是同樣的姿勢，平躺於地面上，雙腿膝蓋彎曲，雙腳平踩地面，但不做抬起身體，而是讓雙腿膝蓋靠向身體。慢慢地將雙腿膝蓋靠向胸口，然後再放回地面。這樣的調整可以讓你收縮腹部，但不會對脖子和上背部造成壓力。

・新手建議・

慢慢做，不需要著急。當你做完站起身來，你會感覺到自己站得更挺直了。（確實是如此！）

練習 6：仰臥扭轉

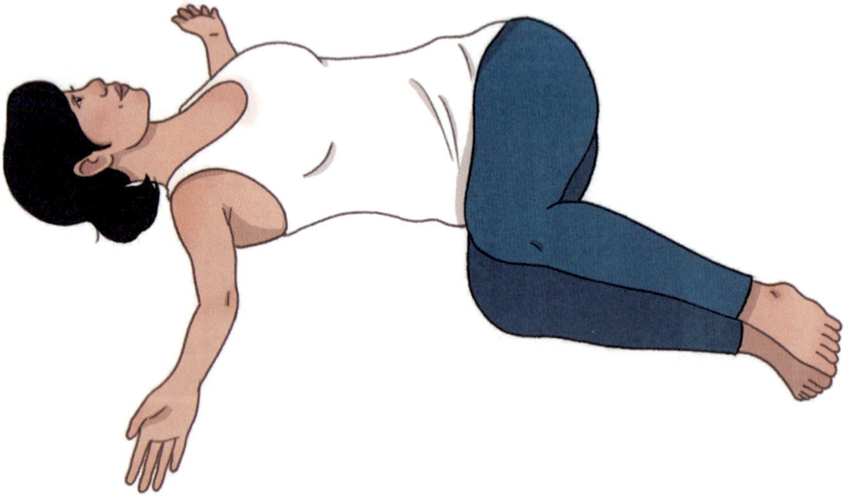

這項運動是另一種鍛鍊腹橫肌和腹斜肌的簡單方式。透過強化腹部區域所有的肌肉，能夠建立起強健的內部支撐。

步驟：

一、平躺於地面上，雙腿膝蓋彎曲，雙腳平踩地面。

二、雙腿膝蓋一起動作，慢慢向左傾倒，盡可能地貼近地面，過程中有意識地運用腹部的肌肉。

三、維持此姿勢三到四秒。

四、慢慢地讓膝蓋回到最初的位置，然後再慢慢倒向右邊，盡可能地貼近地面。

五、反覆做十到十五次。

・保持安全・

和前一項運動一樣，你應該要感受腹部肌肉收縮，而非背部肌肉收縮。如果你的背部肌肉有收縮的感覺，你有可能推得太過頭，沒有維持適當的姿勢。

・新手建議・

你的膝蓋不需要碰到地板，還是能夠從這項運動中獲益。只要盡可能地貼近地板即可。如果你的腹部有伸展的感覺（而且隔天腹部側邊有些痠痛），那就是伸展發揮效果了。

練習 7：俯臥背部伸展

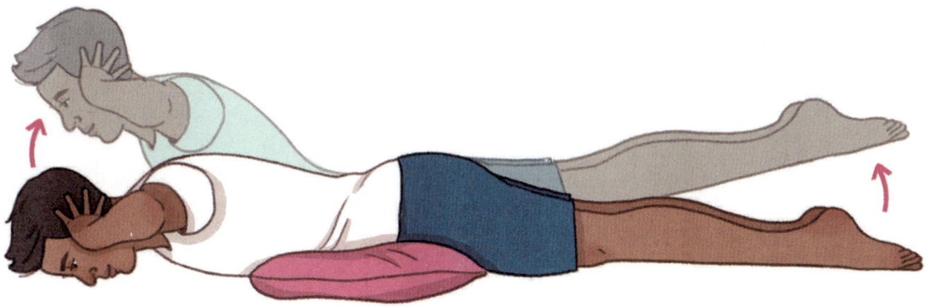

軀幹的肌肉就是腰椎的支撐。擁有強健的內部腰椎支撐，你就能更自由、更安全地在你正常的動態範圍內活動，因爲你的肌肉就在前線保護著你。

想像一條牙膏，當你從中間擠壓時，擠壓處上方的牙膏會往上推，下方的牙膏則會往下推。而當你收縮核心時，也會發生相同的狀況。你會有效地拉長脊椎，舒緩椎間關節的壓力。這動作可能舒緩疼痛，並且預防這些關節持續受刺激的情況。這麼做會放慢造成機能失衡與疼痛的磨損情況。

不管1980年代的運動器材廣告怎麼說，只是鍛鍊腹肌是不夠的，你還需要加強下背部本身。這項背部伸展運動就是第一步。

步驟：

一、臉朝下趴在地上，腹部底下墊一顆枕頭。

二、雙手放在脖子兩側，或者雙手握住放在脖子後方。

三、溫和地抬起你的身體。

四、維持三到五秒。

五、放鬆，身體回到原本的位置。

六、反覆進行五到十次。

*這項運動做了幾天後，一旦你熟悉而且也感覺更強健了，就在運動過程中增加一個動作。當你抬起身體時，同時把雙腿抬起，讓你的背部形成一個弧度，形狀看起來就像是個碗，上背部和雙腿就是碗的邊緣。這項運動的另一種變形是一次抬起一邊的腿，而不是雙腿同時抬起。這個動作會改善你的平衡度，也會增強肌力。你也可以試著把雙手放在身體兩側來進行這項運動，然後再嘗試把雙手向前伸直來進行這項運動。

・保持安全・

這些運動都不應該造成刺痛的感覺。如果你有感覺到刺痛，就要立即停止。但要記得，當你在缺乏活動一段時間後再次鍛鍊這些肌肉，在運動過程中和運動結束後通常會有一些痠痛的感覺。隨著你的肌力增強，這種不適感會在一、兩天內消退。如果沒有消退，就停止做該項運動，並且諮詢醫療照護人員。

・新手建議・

這項運動以及其他許多運動的目的並不是要你把特定的動作做到極致，而是要以持續且健康的方式收縮想要鍛鍊的肌肉。把自己推到動作範圍的絕對極限也不會有獎勵，但透過穩定地增加強度來強化肌力，就會是你最大的收穫。

練習 8：仰臥背部伸展

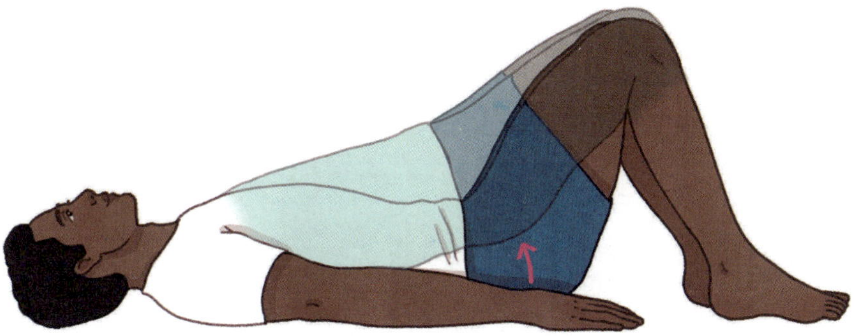

低強度操

● 練習8：仰臥背部伸展

你已經做過俯臥強化背部的運動，現在該來做反面了。仰臥會給肌肉帶來不同的啟動方式與挑戰，這項變化運動是強化肌力的關鍵。

步驟：

一、平躺於地面上，雙腿膝蓋微彎。

二、將骨盆盡可能抬離地面，上背部應保持平躺姿勢。

三、維持三到五秒。

四、將骨盆帶回地面。

五、反覆進行十至十五次。

・保持安全・

這是非常安全的運動，因此在進行時不需要太過擔心。但是，同樣要提醒的是，如果你在抬起骨盆時感覺有任何的不對勁，就要立即停止這項運動。

・新手建議・

儘管你會想要盡可能把骨盆抬得很高，但還是要慢慢來。切記，你的上背部需要持續躺在地面上。如果上背部也開始抬起來了，那就是抬太高了。

練習 9：單腳平衡站立

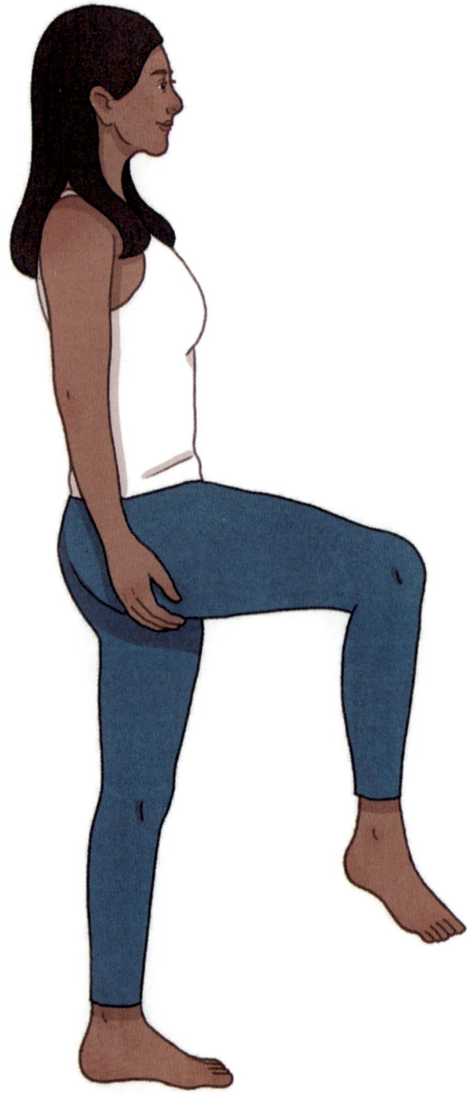

造成下背部疼痛的一項常見原因，可以追溯到腳部和踝部，因此我在檢查下背部疼痛的患者時，一定也會檢查腳部和踝部。

這項簡單的測試可以告訴你，你是否有潛在的腳部或踝部問題需要處理。在站姿時，雙眼睜開，舉起一邊的腿，膝蓋彎曲，盡可能維持不動，最高達三十秒。換另一邊重複相同的動作。然後，重複這組動作，這次把眼睛閉上。

當沒有了視力的輔助，要維持平衡幾乎會變得比較困難。睜開眼睛與閉上眼睛對平衡感造成的差異，會讓你知道自己的腳部和踝部需要進行多少的復健工作。

你有扭傷過腳踝嗎？在扭傷的過程中，你損壞了一些稱作本體感受器的神經末梢。這損傷會阻斷肢體末梢與大腦來回傳送訊號的渠道。也因此，這小塊區域的肌肉失去了協調運作的能力，使得你再次扭到腳踝的機率升高。

接下來的運動可以協助你復健你的腳部和踝部，讓損壞的本體感受器再生。

步驟：

一、在站立的姿勢時，舉起一邊的腿，膝蓋彎曲。你的大腿應與地面平行，小腿與大腿呈九十度。

二、維持此姿勢，最長三十秒。

三、換另一邊的腿，重複上述動作。

四、當你兩邊的腿都可以維持三十秒時，閉上眼睛做相同的這組動作，直到你在閉上眼睛時也能維持三十秒的平衡。

・保持安全・

這項運動可能會很困難（閉上眼睛做事通常都很難）。小心不要跌倒了。最好站在固定的牆面或物體旁邊，好讓你在跌倒時有東西可以扶。

・新手建議・

這項運動的目的是要改善平衡感，強化腳部和踝部，以及協助療癒和預防下背部疼痛。如果你有膝蓋或髖部疼痛的狀況，可能會無法讓腿舉起呈九十度彎曲。那也沒關係。這項運動的主要目的是平衡感。只要能把腿抬離地面一段距離，你就能獲得平衡、穩定和強化踝部與腳部的助益。

練習10：交叉爬行

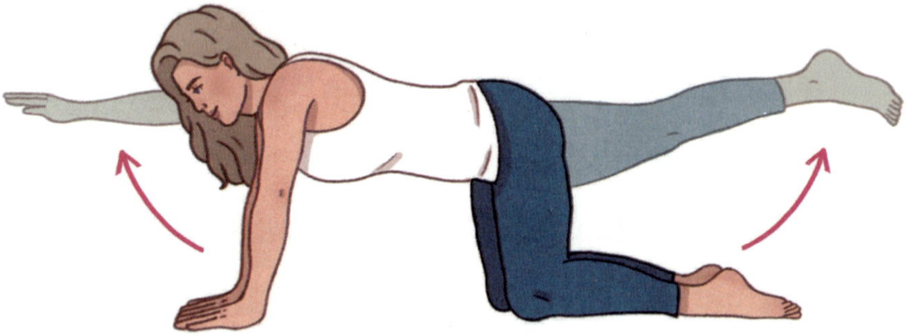

再次重申，強健的核心需要有力量與平衡，這點很重要，而這項運動則能改善核心的力量與平衡。

這項運動最棒的地方就是，和前一項運動一樣，你會立即得到回饋。你會知道自己有多不平衡，也會看到自己多快就能改善。

這項運動用到兩個姿勢：貓和牛。在貓式時，你的雙手和雙腿膝蓋著地，下背部朝天花板拱起。在牛式時，要放鬆下背部，讓腰椎向下沉。在你開始這項運動前，可以先熟悉貓式與牛式之間的轉換（請見第133頁練習1）。

步驟：

一、從貓式開始（雙手雙膝著地，下背部朝天花板拱起）。

二、右手臂向前伸。

三、手臂伸直維持三到五秒。

四、右手回到地面上。

五、左手臂做相同的動作，同樣維持三到五秒，然後回到地上。

六、右腿向後伸直。

七、維持三到五秒鐘。

八、收回右腿，膝蓋跪地。

九、左腿做相同的動作，同樣維持三到五秒，然後回到地上。

十、同時伸出左手臂和右腿，並維持三到五秒，然後回到地上。

十一、同時伸出右手臂和左腿，並維持三到五秒，然後回到地上。

十二、相同的動作順序重複做三次。

十三、換成牛式，再次做整組動作。

十四、重複進行三次。

・保持安全・

這項運動對一些人來說可能很困難。當你把手臂或腿伸直時，可能會有要翻倒的感覺。身體的反應就是會把手腳收回來，特別是手臂與腿同時舉起時。這項運動很鮮明地呈現出，維持核心平衡的整體運作肌肉是否缺乏協調性。要熟練這項運動（也就是不會出現要翻倒的感覺），你必須要運用到核心肌肉。你會感受到自己的腹部和脊椎周圍肌肉自動收縮。如果沒有的話，你就會失去平衡。

・新手建議・

如果一開始只能把手臂或腿舉起一、兩秒也沒關係，甚至你完全沒法舉起手臂或腿也無妨。只要持續練習，你的平衡感就會迅速改善。接著，你就可以準備好讓這項運動變得更有挑戰，我們會在中強度操中做探索。

練習11：死蟲式

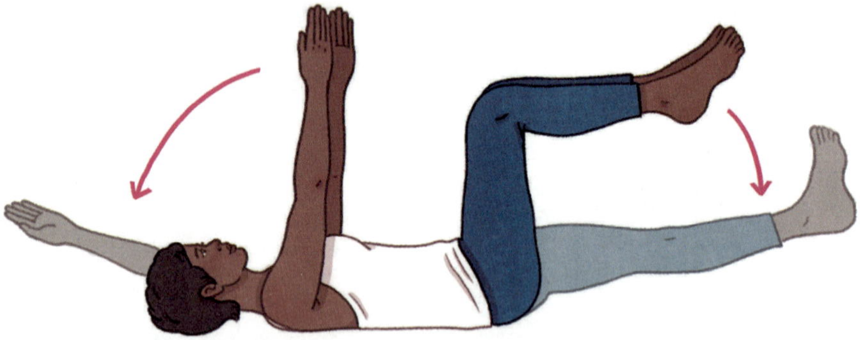

這項運動也是對你的核心很棒，會運動到身體的力量與協調性。此運動聚焦在深沉的核心肌肉：腹橫肌和豎脊肌。這項運動也透過同時進行對側動作（左腿右臂、右腿左臂），結合了強化與協調的效果。

步驟：

一、平躺於地面上，雙臂伸直在胸口上方，應與身體軀幹呈九十度角。

二、抬起髖部，使得兩邊大腿與骨盆呈直角，同時，雙腿膝蓋也應彎曲呈直角。（你應該看起來就像一隻死掉的蟲子。）

三、下背部貼平地面，運用核心。在整個運動過程中，要留意持續保持此姿勢。

四、慢慢地將左臂往後伸至幾乎接觸地面。向後伸的手臂應與身體平行，掌心朝上。

五、同時，將右腿往前伸，伸展膝蓋，直到腿幾乎接觸地面。

六、將手臂與腿收回初始的位置。持續呼吸，並且避免扭轉下背部。

七、換邊動作，向後伸直右臂且向前伸直左腿，直到幾乎接觸地面。

八、反覆循環十次。

・保持安全・

如果你注意到自己的姿勢開始跑掉了，你的肌肉累了，這時差不多就該結束了。有兩個原因應該要停止。首先，沒有正確的姿勢，就無法從這項運動中獲得完整的助益。第二，若使用不正確的姿勢運動，你很可能會受傷。再次強調，如果運動造成你感覺到疼痛，就要停止。

‧新手建議‧

這項運動的大挑戰在於要持續將下背部貼平地面。如果你很難做到這點，你就需要鍛鍊核心。有個修正姿勢的方法是，不需要讓手臂和腿那麼貼近地面。當你注意到下背部浮起來時，就把手臂和腿拉高一些些。隨著你反覆練習，你就能讓手臂和腿貼近地面，同時維持下背部也緊貼著地面。

一旦你對這些低強度的運動很熟練了，就是進階到中強度操的時候了。我把中強度操規劃為和低強度操很類似，好讓這種難度提升的過渡期感覺容易一些。這個階段的運動很多是低強度操的調整版，但是難度也有所增加，因此會更有挑戰性，也會更有效果。

有多項運動會使用到瑜伽球（物理治療球）。你可以在網路上或在運動用品店買到相對便宜的瑜伽球。要買適合你的尺寸：當你躺在瑜伽球上，你的腳應該要能完全踩在地板上。我會建議身高一百七十三公分以下的人買直徑五十五公分的瑜伽球，而較高的人則可以買直徑六十五公分的瑜伽球。

在你開始運動之前，我會建議先坐在瑜伽球上輕輕地彈跳。這個動作會迫使你把背打直，運用到你的核心，並且加快血液循環。而且這個動作感覺很舒服。輕輕彈跳大約二十到三十秒後，再開始進行運動。

練習1：基本棒式

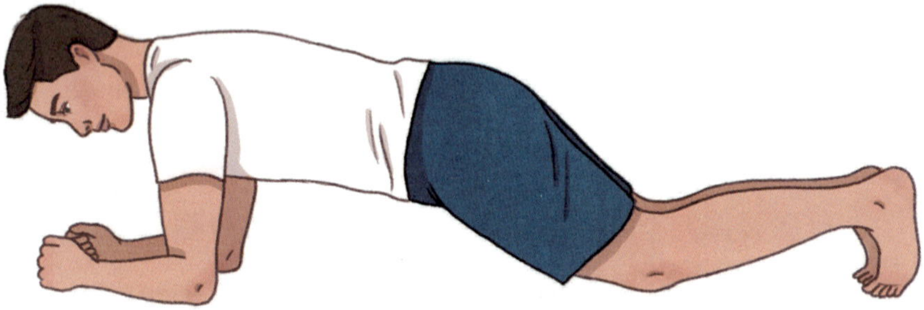

在我的整個執業生涯中，我研究過許多東方傳統治療系統。儘管各種治療系統背後的原理可能對西方來說很陌生，但在治療方式上卻有許多相似之處。

大約十年前，我去紐約大都會藝術博物館參觀一項展覽，名爲「威尼斯與伊斯蘭世界：828年至1797年」（Venice and the Islamic World, 828-1797）。在其中一個玻璃櫃裡有一本非常大的書：伊本．西那（Ibn Sina）的《醫典》（*Canon of Medicine*），這是當時伊斯蘭世界中最權威的醫學書。在翻開的那一頁上有張圖片，是一個男人面朝下趴在桌子上，另一個人站在一旁用手按著他的背。那玻璃櫃的介紹說明寫道：「醫師對患者執行脊椎推拿。」這份脊椎推拿的文獻紀錄與圖片是在西元1000年左右的波斯。

歷史上的治療師對於關節推拿爲何會有效的理解，與現代生理學對於治療有效性的說明相似處不多，但結果肯定是相同的。

對棒式運動來說也是一樣的。瑜伽是印度傳統醫學阿育吠陀的一部分。就如同科學終於趕上了整脊治療，科學也終於趕上了瑜伽，理解到爲什麼活動對於擁有強健穩定的核心極爲關鍵，以及爲何這項運動會對於預防下背部疼痛如此重要。

步驟：

一、面朝下趴在地上。

二、用膝蓋和前臂撐起身體。姿勢是關鍵！

三、肩膀應在手肘的正上方。

四、維持此姿勢時要專注在拉長脊椎。

五、試著維持六十秒。可能需要練習一段時間才會達到這個程度。（請見以下新手建議中對增強至六十秒的建議。）

＊當你能夠穩定地維持六十秒時，稍微做些調整，讓膝蓋離開地面，只用前臂與腳趾支撐身體。

・保持安全・

如果你的上肢有狀況，像是肩膀受傷、手肘受傷或手腕受傷，特別是腕隧道的問題，若有這類狀況就別做這項運動（或者書中提到的任何棒式運動），因為你會給手腕帶來巨大的壓力。如果下肢有傷，也要避開棒式運動。這項運動會給所有這些關節帶來巨大的外力衝擊。

・新手建議・

棒式是很有挑戰性的運動，因此務必遵照指示進行。要能維持六十秒，需要花一些時間練習。第一週先從維持五到十秒開始，第二週慢慢增加至十五到二十秒，然後每週增加十到十五秒，直到你能達到維持六十秒的目標。說不定你到時候還想再維持更長的時間，進入棒式大挑戰。在撰寫這本書時，棒式的世界紀錄是一名六十二歲的前海軍陸戰隊成員，他維持了八小時十五分十五秒！

練習 2：側棒式

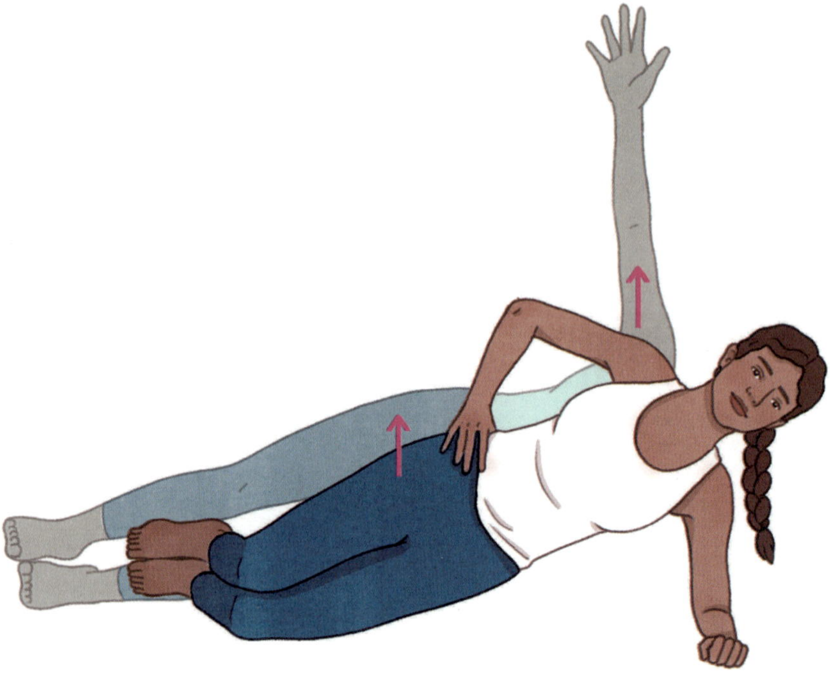

側棒式更著重在腰方肌，該肌肉位於腹壁後方，在預防背部疼痛上扮演很重要的角色。

側棒式比傳統棒式更具挑戰性——一開始做得不完美沒有關係，但別放棄。慢慢提升，其所帶來的助益是值得的。

步驟：

一、仰躺在地面上。

二、轉向一側，用一邊的手肘撐起身體，膝蓋向後彎曲呈直角。

三、將髖部抬離地面，從肩膀到髖部到膝蓋呈一直線。

四、試著維持此姿勢六十秒。可能要花一些時間練習才能維持這麼久。

＊當你能夠穩定地維持六十秒時，你可以嘗試不彎曲膝蓋，而是將腿伸直，將膝蓋和髖部都抬離地面。
要再增加挑戰，可以把沒有撐地的手臂向上伸直，維持此姿勢。

・保持安全・

側棒式可能會有平衡的問題，特別是當你把膝蓋也抬離地面時。需要時可以雙腿交叉來取得穩定。

・新手建議・

和基本棒式一樣，你可以慢慢練習增加維持姿勢的時間。第一週從五至十秒開始，第二週增加到十五至二十秒，逐漸增加時間，直到你能穩定地維持側棒式六十秒。

練習 3：瑜伽球捲腹

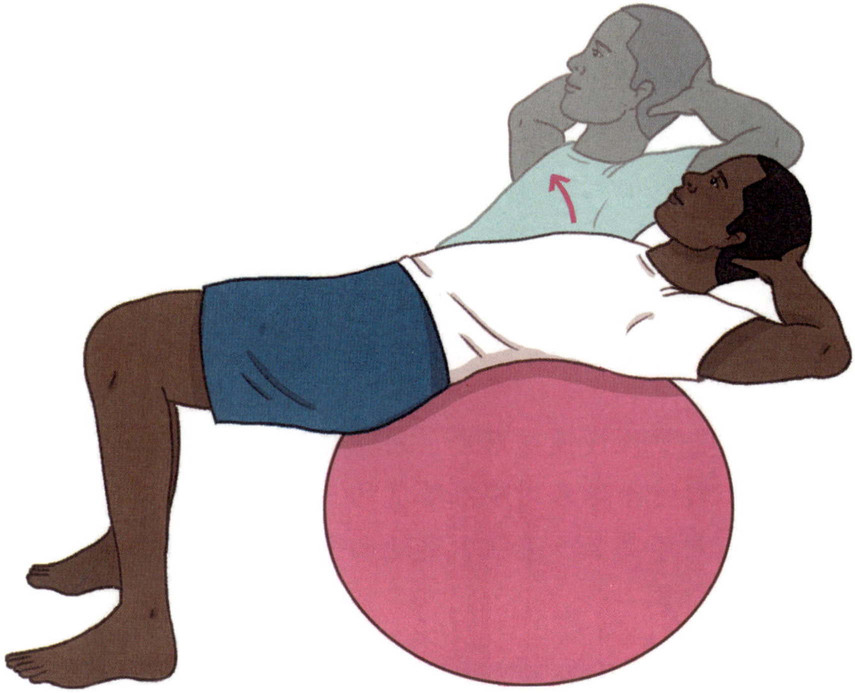

低強度的捲腹運動（參見第146頁練習5）是鍛鍊腹部肌肉的好方法，但加入瑜伽球可以增加鍛鍊強度。在還沒熟練基本捲腹運動前，先別加入瑜伽球。在瑜伽球上需要更多的平衡度，若平衡度不足，很容易會偏離正確姿勢（或者滑倒）。

步驟：

一、在瑜伽球上坐正。

二、握住雙手放在脖子後方提供支撐。

三、小步伐慢慢往前走，同時慢慢躺下身體，直到瑜伽球來到腰椎弧度的正下方。軀幹和下背部要呈一直線，與地面平行。這稱作中性姿勢。

四、稍稍將軀幹下沉至低於髖部。這稱作負向空間，意味著低於中性姿勢。

五、稍稍抬起你的軀幹，雙手穩固地墊在脖子後方，超過中性姿勢後再往上二十五至三十度，進入所謂的正向空間。

六、回到負向空間的姿勢，反覆進行五到十次。

・保持安全・

務必在有鋪墊的地方使用瑜伽球，像是橡膠墊或地毯，因為你有機率可能會從球上滑下來，因此要確保你會掉到有緩衝的地方。

・新手建議・

你給瑜伽球的充氣程度會影響捲腹的難度。相較於充飽氣，瑜伽球較軟時，運動的難度較低。當瑜伽球的充氣程度較低，你會沉到球裡更深，這樣會讓你更穩定。當你就位時，整個球會幾乎把你吞沒了，你從球上滑下來的機率也會降低許多。一開始做這項運動時，可以用較軟的球。

練習 4：瑜伽球仰臥扭轉

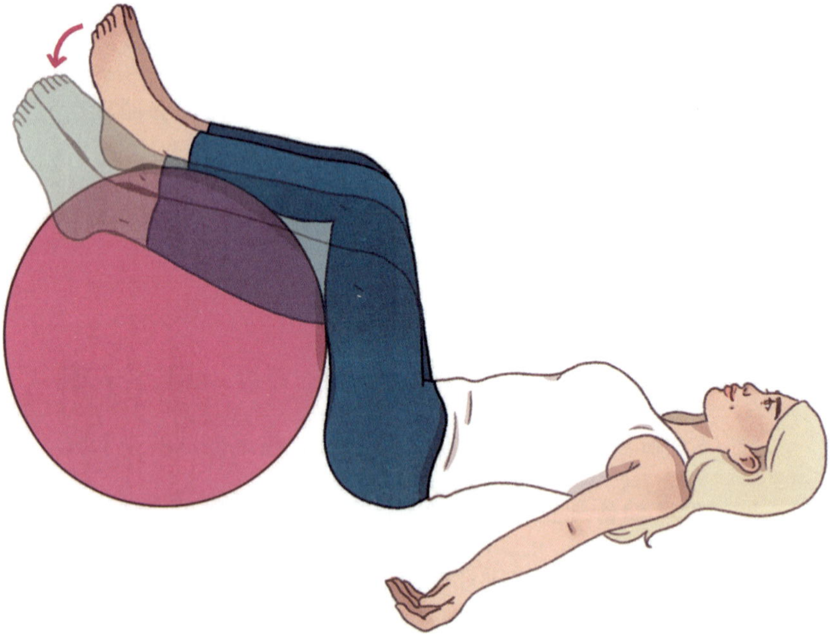

和低強度的仰臥扭轉運動（參見第150頁練習6）很像，這項運動的目標是要鍛鍊捲腹練不到的腹部肌肉：腹橫肌和腹斜肌。瑜伽球會提升這項運動的難度，讓仰臥扭轉更有效率，特別是如果你的身體已經習慣了低強度的版本。

步驟：

一、仰臥躺在地面上，雙腿放在瑜伽球上。目標是要讓髖部和膝蓋都與球大約呈九十度。

二、慢慢地把腿向左邊轉動，同時維持背部貼平地面。基本上是用腳跟把球滾向左邊。盡你所能滾動到最遠處。

三、慢慢地轉回來，再轉到右邊，一樣維持背部貼平地面。盡可能滾動到最遠處。

四、雙腿回到初始的位置。

五、反覆做十至十五次。

・保持安全・

背部要一直保持貼平地面！這不僅對運動的效果很重要，而且也可以保護你的安全。正確適當的姿勢比你可以多轉個幾度更重要。

・新手建議・

你可能會發現自己兩個方向都沒辦法轉多遠。沒關係。盡你所能即可。練習一段時間後，你就會變得更有柔軟度。

練習 5：瑜伽球俯臥背部伸展

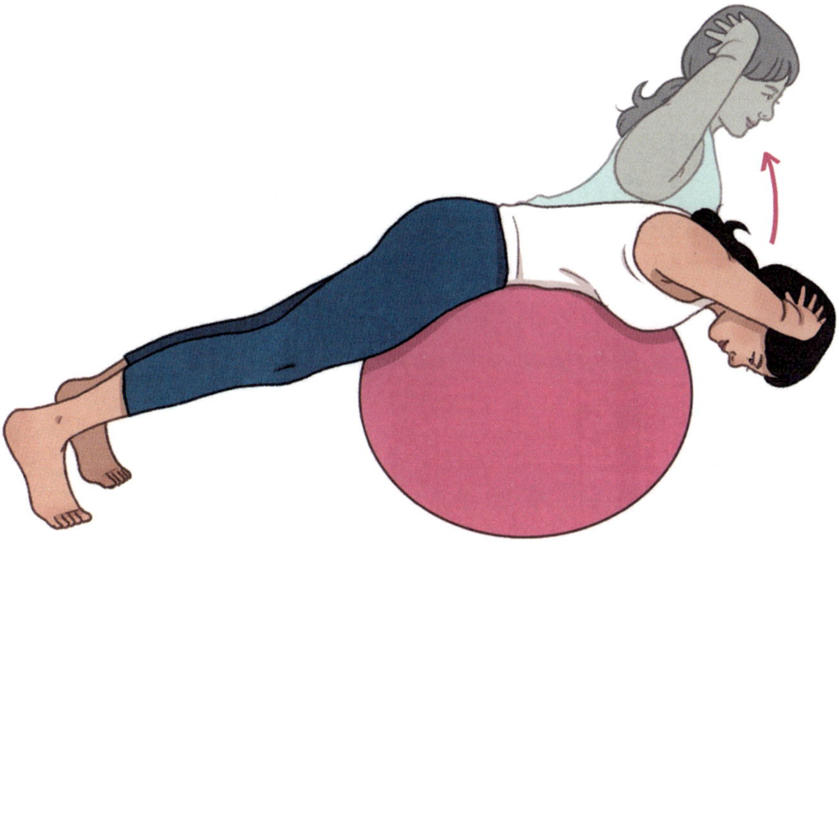

這項運動幾乎像是在瑜伽球上做反向仰臥起坐。若做得正確，能夠有效地鍛鍊你的下背部與核心力量。然而，此運動的正確姿勢比低強度的任何運動都還要有挑戰性，因此你可能需要一些練習才能調整好姿勢。

步驟：

一、將瑜伽球放置於身體前方，雙膝跪地。

二、用手肘和前臂靠著瑜伽球。

三、向前滾動，直到瑜伽球來到腹部下方。雙手放在前方地板，雙腳踩在後方地板，藉此保持平衡。

四、舉起雙手，彎曲手肘，將手放在頭的兩側。

五、進行反向仰臥起坐：慢慢抬起你的軀幹，直到與地面平行，如果可以的話，再抬高十至十五度。你會感受到下背部肌肉收縮。你也可能感覺到有些搖晃不穩，必要時，放下雙手撐地，別讓自己從球上滾下來。

六、維持在最高的位置，然後把身體降回初始的位置。

七、反覆進行五至十次。

*當你更加熟練與穩定時，你可以同時舉起你的手臂和腿，呈現所謂的超人姿勢。

・保持安全・

如果你有感受到下背部的肌肉收縮，那就是做正確了，因為是下背部肌肉在發揮作用。如果你感覺到刺痛，那就停止。如果你感覺臀肌、腿後肌或上背部肌肉繃緊了，就重新調整你在球上的位置，好讓焦點回到腰椎的肌肉上。

・新手建議・

做這項運動時別太急躁。此運動結合了力量與平衡，因此和純粹運用力量的運動相比，可能要多花一些時間才能熟練。要有耐心。你可以做到的。

練習 6：瑜伽球仰臥背部伸展

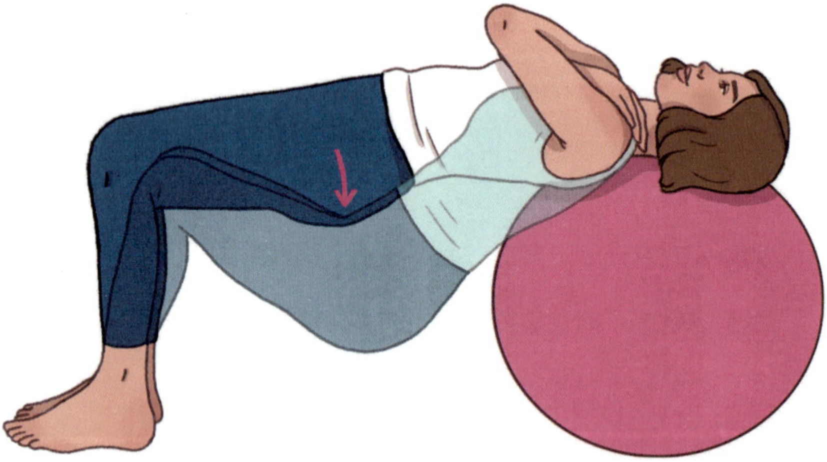

你可能有買瑜伽球來做伸展和運動，但我不認爲你有做過這項運動。身體在此運動中會呈現古怪的姿勢，在沒有引導的情況下，很少人會想要嘗試。這也是對下背部很好的運動，而且也會對臀肌、腿後肌、股四頭肌以及整體平衡度很有幫助。

步驟：

一、把瑜伽球放在身體後方，雙膝跪地，面向瑜伽球的反方向。

二、將背部靠向瑜伽球，滾動躺到球上，球在上背部的下方。你應該會直視著天花板。

三、繼續慢慢地抬起身體，讓膝蓋呈九十度彎曲，而且身體軀幹與大腿呈一直線。上背部保持在球上。

四、慢慢地將骨盆下降，然後再抬起至一百八十度的姿勢。

五、反覆進行十至十五次。

・保持安全・

在這項運動過程中可能會非常容易失去平衡，特別是在骨盆下降的動作時，你的上背部可能會從球上滑下來。只要盡可能地降低骨盆，同時要讓上背部（和瑜伽球）保持不動。你不可能在一開始就讓臀部碰到地板——也可能永遠做不到。只要盡可能安全地做動作即可。平衡與安全比更大幅度的伸展更重要。

・新手建議・

盡你所能地降低骨盆，同時要讓上背部穩定地維持在瑜伽球上。你可以使用較軟的球（參見第183頁的新手建議），會改善穩定度。

此外，由於這項運動的姿勢並不常見，因此一開始在鏡子前做此運動會有幫助，可以讓你更好地判斷自己的姿勢是否正確。

練習7：平衡墊單腳站立

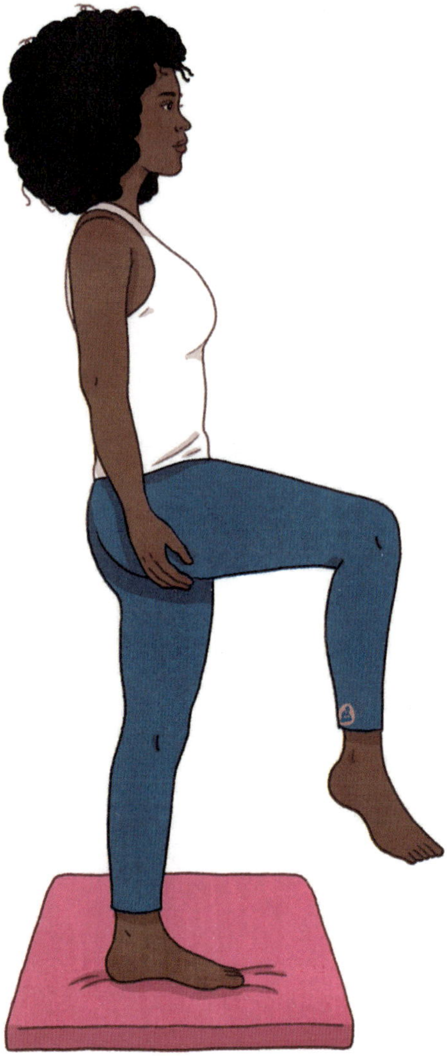

當你熟練了第160頁的單腳平衡站立運動後，你可以增加額外的器材來提升難度。我偏好的器材是平衡墊，一塊大約五公分厚的泡棉墊。泡棉密度不一，因此和站在穩固的地板上相比，站在墊子上時，你必須運用到不同的肌肉。

步驟：

一、將平衡墊放置於地上。

二、站在墊子上，並且抬起一邊的腿，膝蓋彎曲，大腿應與地面平行，小腿應與大腿呈九十度。

三、維持此姿勢，最多三十秒。

四、換另一邊，重複上述動作。

五、當兩邊的腿都能維持三十秒時，閉上眼睛進行這項運動，直到閉起眼睛也能維持三十秒。

＊當你能夠閉起眼睛，兩腿都能維持三十秒後，把墊子轉九十度，再次進行這項運動。因爲泡棉的密度分布不一，不同的擺放方式會讓墊子感覺起來全然不同。當你熟悉了第二種擺放的方式，閉上眼，兩腿都能維持三十秒，就再把墊子轉九十度，之後再轉九十度，直到涵蓋了整個墊子。

每次轉動墊子，你都會啓動不同的肌肉，給腳部和踝部所有的關節帶來更大程度的復健效果。

・保持安全・

我在低強度的單腳平衡站立運動中，討論過做這項運動過程中跌倒的風險，而那運動你是站立在平坦的地板上。現在這項運動則是刻意站立在不平穩的表面上，因此周遭務必要有穩定的東西，好讓你在失去平衡時可以扶著。

・新手建議・

你第一次使用平衡墊可能會是前所未有的體驗。如果你無法將腿抬到九十度的狀態，只要抬起一些即可。如果你無法維持姿勢三十秒，只要盡你所能維持即可。到最後，你會調適習慣在不平穩的表面上取得平衡的感覺。

練習 8：瑜伽球交叉爬行

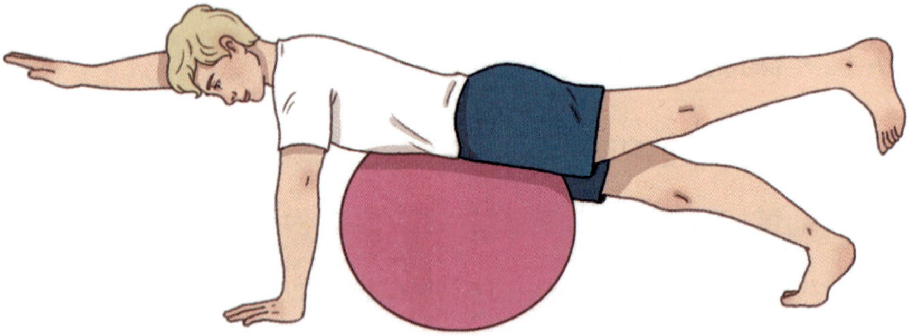

地板上的交叉爬行（參見第164頁）是低強度操中最具挑戰性的項目之一。這項運動的變化版又更具挑戰性，但成效是很值得的。當你熟練了這個版本的交叉爬行，你應該會感覺到核心更緊實了，走路時身體也更挺了。你甚至可能會感覺到自己精力更充沛了。

由於你是被迫呈現貓式，因此一開始你會在背部拱起的姿勢下做這項運動。

快速提醒：你的瑜伽球要夠小，好讓你趴在球上呈貓式時，膝蓋和手能夠碰觸到地面。

步驟：

一、面部朝下趴在瑜伽球上，球的位置在腹部下方。雙手放在前方的地面上，膝蓋靠在後方的地面上。

二、將右臂往前舉起。

三、保持右臂平舉三到五秒。

四、手收回到地面上。

五、換左手做相同的動作，一樣維持三到五秒。

六、將右腿往後伸直。

七、維持三到五秒。

八、收回右腿。

九、換左腿做相同的動作，一樣維持三到五秒。

十、同時伸直右臂和左腿，維持三到五秒，然後同時收回。

十一、同時伸直左臂和右腿，維持三到五秒，然後同時收回。

十二、重複整組動作三次。

＊如果你的瑜伽球夠軟，你或許能夠用牛式進行這項運動。但如果不夠軟，你仍舊能夠獲得很大的助益。你也可以調整這項運動，改用兩個泡棉滾筒。把一個滾筒放在你的膝蓋下方，另一個滾筒放在手的下方，並按照上面的描述做運動。

・保持安全・

當你同時抬起一手一腿時，你實際上是依賴你的另一隻手、另一條腿和核心力量來維持趴在球上的平衡。如果你有要翻倒的感覺，就收回伸出的腿來保持穩定。你的本能反應可能會是先收回手，但如果用錯誤的方式撐回地面，可能會使手腕撞傷或扭傷。

・新手建議・

慢慢練習讓自己能夠做到同時抬起一手一腳。和許多運用瑜伽球的運動一樣，較軟的球會提供更高的穩定性。

練習 9：滾筒死蟲式

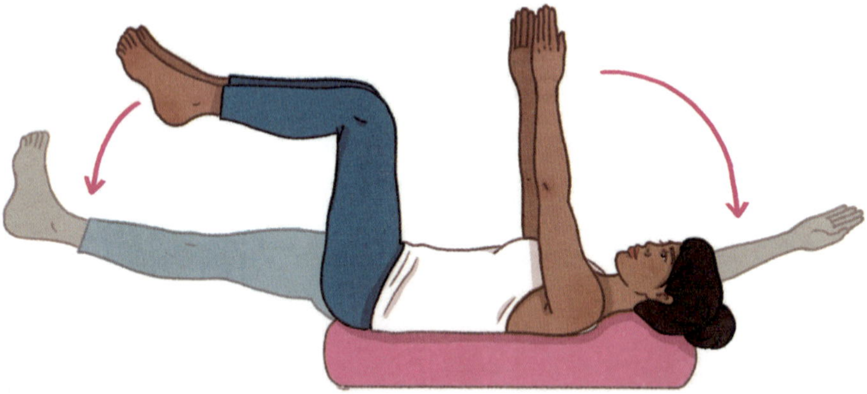

我們要來提高死蟲式（參見第168頁）的挑戰性，在運動中加入泡棉滾筒。這項運動會是整個中強度操裡最大的平衡挑戰。你必須在整個運動過程中都運用到核心，否則你就會從滾筒上滾下來。

步驟：

一、把一個長形的泡棉滾筒放在地上，身體仰躺在滾筒上，讓滾筒支撐整條脊椎。

二、手臂放在地上，雙腿膝蓋舉起，彎曲呈九十度。

三、雙臂向上伸直。如果你在這個姿勢無法保持平衡，就把左手臂放地上來保持一些穩定性。

四、右手臂慢慢向後伸直，幾乎要觸碰到地板。你的手臂應與身體呈直線，掌心朝上。

五、在此同時，將左腿放下伸直，幾乎要碰觸到地板。

六、將手臂與腿收回到初始的位置。很重要的是要持續規律呼吸，並且避免扭轉下背部。

七、換另一邊動作，將左手臂與右腿伸直，直到幾乎觸碰到地板。

八、反覆進行十次。

・保持安全・

這項運動非常的挑戰平衡感。必要時，把一隻手放地上能夠改善穩定性，否則你可能在開始移動手臂和腿時，整個人就會滾到地板去。

・新手建議・

儘管這項運動的理想做法是手臂和腿同時動作，但你可以先單獨做手臂的動作，然後再單獨做腿部的動作，直到你準備好嘗試一起動作。

恭喜！中強度操並不容易，但你已經熟練了，現在你也準備好要進行更具挑戰性的核心運動了。儘管有些運動可以徒手進行，但有些則需要使用到瑜伽球、滾筒或單槓。

警告：這些運動極為困難，並不適合柔弱者。但如果你能夠成功完成鍛鍊，你就會擁有訓練良好的強健核心，能夠神奇地保護你不受背部疼痛所苦。

練習1：登山者棒式

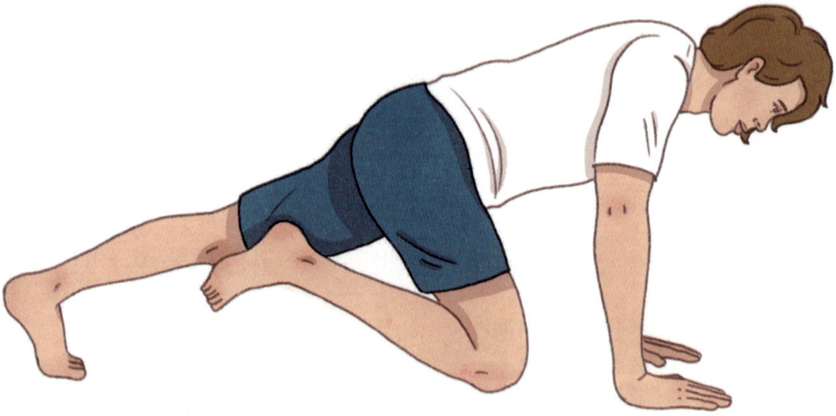

在這個階段的運動中，你會做三種版本的棒式（參頁第174頁）——是的，三種版本。棒式是基礎的核心運動之一（也可以說是核心運動的核心），把各種變化都做得熟練，你的背部會更感激你。

高強度操的第一項棒式是登山者棒式。你會從類似傳統棒式的姿勢開始，但不會維持太久。

步驟：

一、四肢著地呈棒式姿勢，用手或前臂來支撐上身（請見以下新手建議）。

二、把右膝往前帶向胸口，左腿保持伸直。這稱作登山者棒式，因爲你會做出爬山或爬樓梯的動作。

三、回到開始的姿勢。

四、把左膝往前帶，進行相同的動作。

五、反覆進行五到十次。

・保持安全・

在做登山動作時，要避免髖部上下起伏，才能維持運動的有效性和保持安全。你可能看過YouTube上的影片有人在做很高強度、速度極快的登山者式，看起來就像是在爬一座想像的水平聖母峰。你不需要這麼做。慢慢來，正確的動作比速度更重要。

・新手建議・

你可以選擇用手掌或前臂來支撐身體。如果用前臂支撐，這項運動會輕鬆一些，因為前臂可以帶給你更多的穩定性，也會降低給肩膀帶來的壓力。但如果是用手掌支撐，你會能夠有更好的活動範圍。如果你的腿較長，你可能需要用手掌支撐身體，以避免膝蓋撞到地面。

練習 2：單腳棒式

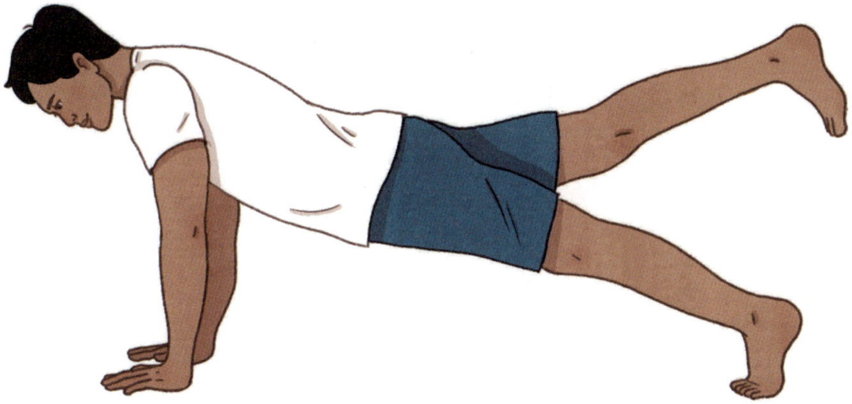

單腳棒式會訓練你的下背部，以及腹肌、股四頭肌、臀肌、肩部、胸肌和三頭肌。儘管有些肌肉群是在下背部疼痛相關運動的範圍之外，但我想你應該不會介意順便練這些肌肉。

步驟：

一、四肢著地呈棒式姿勢，用手掌或前臂來支撐上身。和登山者棒式一樣，前臂支撐會輕鬆一些，手掌支撐則會帶給你更全面的鍛鍊（也會給肩膀和手臂肌肉帶來更多鍛鍊）。

二、右腳抬離地面，向天花板延伸。

三、放下右腳，回到開始的位置。

四、左腳抬離地面，向天花板延伸。

五、放下左腳，回到開始的位置。

六、反覆進行五到十次。

・保持安全・

在運動過程中，收縮腹部肌肉來保護你的背部，務必要讓身體盡可能與地面保持平行。

・新手建議・

你的活動範圍可能有限，尤其是剛開始的時候。在抬起腳時，把腿伸直——抗拒想彎膝蓋的誘惑。慢慢地，你就可以越抬越高。

練習3：單手單腳棒式

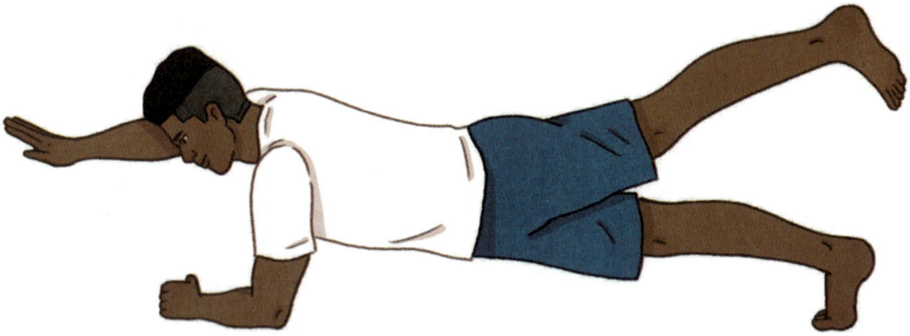

警告：這是本書中五種棒式運動裡最困難的。別直接跳來做這項運動。你需要先透過低強度和中強度的運動，鍛鍊出更強健的核心和更好的平衡度，才能進行這項運動。

步驟：

一、四肢著地呈棒式姿勢，用手臂支撐上身。你也可以用手掌支撐，但用手臂支撐會輕鬆一些。

二、右手往前伸直，同時左腿往後抬起。

三、維持五秒，然後回到開始的位置。

四、換左手和右腿做相同的動作。

五、反覆進行五到十次。

・保持安全・

運動過程中很容易會失去平衡，要是沒有用到核心更是如此。務必維持你的腹部肌肉收縮，但如果你在維持五秒的過程中身體開始搖晃了，就縮短時間，收回手和腿來穩定你的身體。

・新手建議・

如果要同時伸直手和腿的難度太高，那就先只伸直手臂，然後換成只伸直腿。而且和其他的棒式運動一樣，不用手掌支撐，而是改用手臂來支撐上身會有更好的穩定性。

練習 4：交叉登山者式

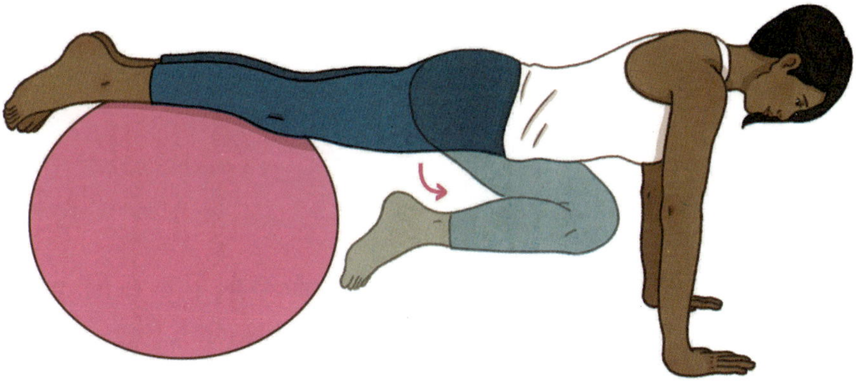

我知道你在想什麼：哦，不要又是棒式了。嗯……雖然這在**技術上**並不是棒式，但交叉登山者式有許多棒式的特性，可以說是棒式的堂兄弟。這項運動是核心與背部的全面鍛鍊，而且還有額外的紅利——此運動可以使你的胸膛和肩膀更強壯。

在完成前一項運動要進入這項運動前，先休息個六十到九十秒。喝點水，記得要好好呼吸，然後再來投入。

步驟：

一、將瑜伽球放置於身體前方，面部朝下趴在瑜伽球上。

二、雙手平放在地面上，用手往前走動，直到你來到伏地挺身的姿勢，脛部位在瑜伽球上。從背部到腳，整個身體呈一直線。

三、右腿抬起離開瑜伽球，膝蓋彎曲，將右膝帶向左手肘。整個動作過程中，下背部保持平直，不要拱起。

四、收回膝蓋，回到一開始兩腿脛部都在球上的位置。

五、換另一邊重複相同的動作，把左膝帶向右手肘。

六、兩邊交替反覆做五次。

・保持安全・

這項運動也需要在有鋪墊的地板上進行，因為你有可能在過程中從球上滾下來。

・新手建議・

慢慢來。你有很多細節要注意的：保持身體呈一直線，背部不要拱起，把一邊的膝蓋帶向不同側的手肘。你不是在比賽，慢慢來，聚焦在動作和姿勢上比較重要，不要趕。

練習 5：捲腹伏地挺身

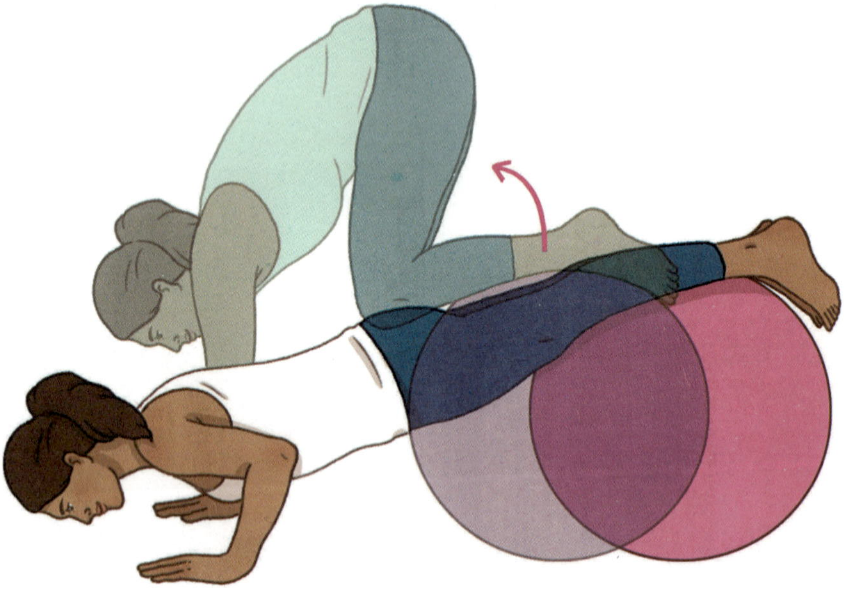

這是另一項把你的腳跨在瑜伽球上呈伏地挺身姿勢的運動，但這次你確實要做伏地挺身。這項運動會挑戰你的力量、平衡與協調。

步驟：

一、開始時和交叉登山者式（參見第213頁）相同：伏地挺身姿勢，脛部在瑜伽球上，背部呈一直線。

二、做伏地挺身，降低身體盡可能貼近地面，然後回到開始的位置。

三、彎曲膝蓋，用腳和脛部把瑜伽球朝著胸口滾動。務必要保持背部打直，收縮腹部。

四、維持姿勢三到五秒，然後用腳和脛部把球向後滾回到開始的位置。

五、重複整個過程（伏地挺身，接著把球滾向胸口），做五次。

・保持安全・

在這項運動中，平衡度極為重要。如果你的身體開始搖晃了，慢慢地降低身體到地面上。這會比臉先著地摔到地上或者從旁邊滾下來好多了。

・新手建議・

當我說「把瑜伽球朝著胸口滾動」，重點在於朝著。你會運用腿和核心的力量來把球往前帶，但即使你是專家了，球也不會一路滾到你的胸口。那不是人類可以做到的。盡你所能把球往前帶，慢慢訓練達到你的極限。

練習6：瑜伽球伏地挺身

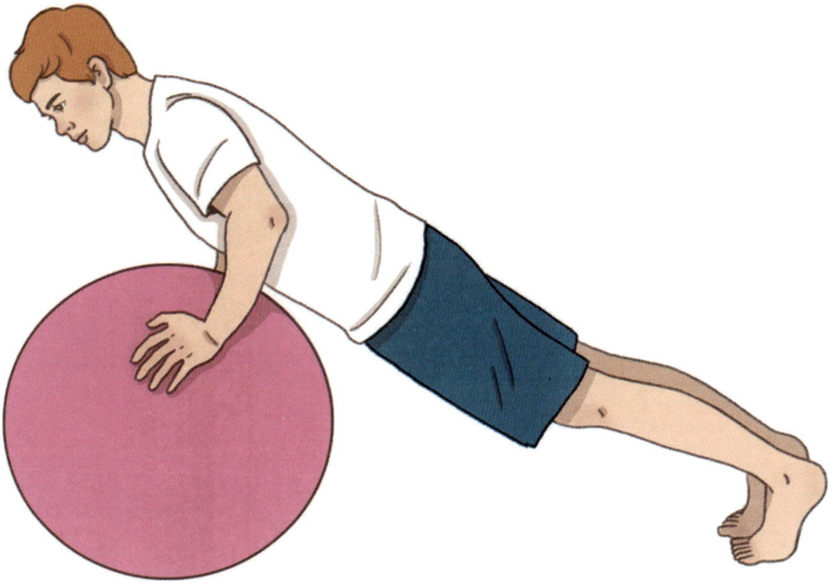

你已經連續做了兩個腳在瑜伽球上的伏地挺身姿勢，而在這項運動裡，你還會繼續做伏地挺身，但這次是你的手臂放在瑜伽球上，而不是腳放在球上。在伏地挺身的過程中，你會大量仰賴你的核心來維持身體穩定，因爲這運動並不容易。

步驟：

一、將瑜伽球置放在身體前方。

二、雙手放在球上，進入伏地挺身姿勢。你的肩膀應該在球的中心上方，手肘應伸直，背部應呈一直線。

三、慢慢彎曲手肘，降低身體，胸口靠近瑜伽球。

四、在胸口觸碰瑜伽球後，慢慢把身體推起來。

五、反覆做五到十次。

・保持安全・

支撐在瑜伽球上時，務必要先感覺平衡了，再開始做伏地挺身的動作。切勿在還不平衡時就開始降低胸口，因為球很可能會彈走，害你摔個狗吃屎。

・新手建議・

較柔軟的球肯定會降低這項運動的難度。你的手可以沉入球裡面越多，你就越不需要在動作過程中用力保持穩定。

練習7：

平衡板或滾筒單腳站立

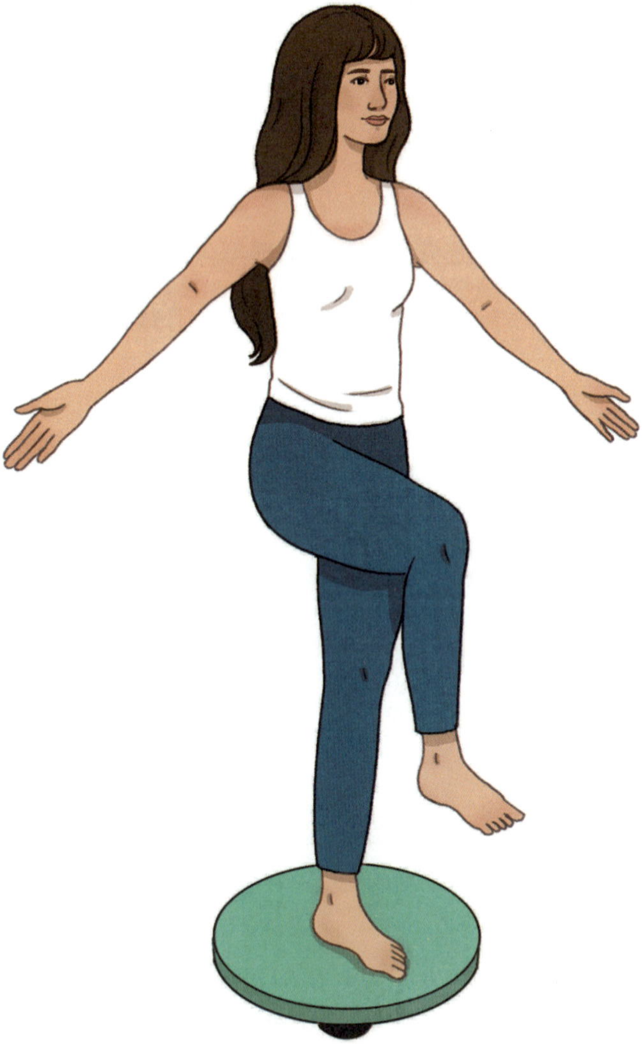

這項運動要再次提高單腳平衡站立的難度，但至少不需要再做棒式和伏地挺身了！

這是單腳平衡站立（參見第160頁）的變化版本，會使用到平衡板或泡棉滾筒。

平衡板是個包覆地毯布的方形板子，板子下方有兩個圓形（半月形）的腳。當你站在平衡板或泡棉滾筒上，你會感覺身體在搖晃。但當你成功完成這項運動，你就達成了真正的腳部和踝部穩定性，消除了下背部疼痛的下游肇因。

步驟：

使用平衡板：

一、將平衡板放置於地板上。

二、站在平衡板上方，取得平衡。

三、單腳站立，並維持姿勢三十秒。當睜開眼睛能做到時，就換閉著眼睛做。

四、將平衡板轉九十度，重複同樣的過程。

使用泡棉滾筒：

一、將滾筒放置於地板上，站在滾筒上方，滾筒橫放在雙腳底下。兩腳距離與肩同寬。最好是赤腳或穿襪子做這項運動，好讓腳能夠抓住滾筒。

二、取得平衡。這很困難！

三、彎曲膝蓋呈現半蹲姿勢。

四、舉起兩手手臂，與身體呈九十度角。

五、維持這姿勢三到五秒。

六、若要提高此運動的挑戰性，則抬起一隻腳做這動作，然後再換抬另一隻腳。

・保持安全・

在做這些專家等級的平衡運動時，你很有可能會從平衡板或滾筒上跌下來。在一些穩固的物品旁做這項運動，好讓你在快要跌倒時有東西可以扶著。

・新手建議・

儘管你可能已經運動一段時間了，但站在平衡板或滾筒上，你還是可能會很難找到平衡。在踏上不穩定的物品前，你可以先扶著椅子或其他穩固的物體，會讓你比較容易找到平衡。當你感覺平衡時，才慢慢地放手。

練習 8：懸吊提腿

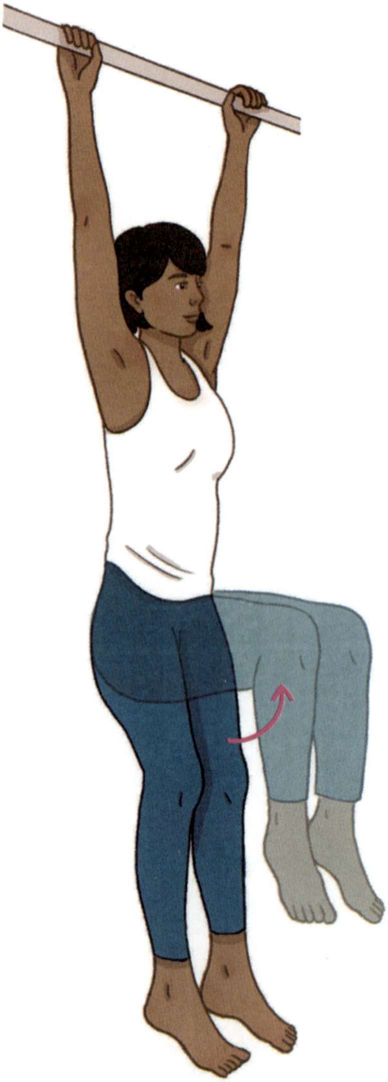

是把單槓納入運動項目的時候了。

懸吊提腿會讓我想到奧運的體操競賽。這些世界級運動員在高低槓和吊環上擺盪時，他們不可思議的核心力量總是讓我驚奇。儘管你可能只是在家附近的遊樂場吊單槓，但你依然能夠有腹部燃燒的感覺。

步驟：

一、掌心向前，掛在單槓上。

二、慢慢地將雙腿膝蓋抬向胸口。身體不要往後晃動。

三、當膝蓋已經抬到極限，做捲腹動作，把膝蓋往胸口收入。

四、慢慢地把雙腿降回，留意運用腹肌來控制動作。

五、反覆做十次。

＊當你可以做到這項運動的變化版本：前水平，你就知道自己已經擁有菁英級的核心力量。前水平動作是吊掛在單槓上時，將你的整個身體往前抬起，讓全身與地面完全呈現平行。

・保持安全・

務必要抓牢單槓再開始動作。你可以投資購買重訓手套來改善抓力。重訓手套不貴，而且可以協助你抓得更牢固。如果你是在自家門框上設置單槓，務必要把單槓牢牢穩固在門框上。要是單槓在運動過程中掉下來，你可能會受重傷。

・新手建議・

如果你是在健身房做這項運動，你可能會看到替代的器材可以使用，讓一開始的動作輕鬆一些。另一項器材可以不用吊在單槓上，而是把手臂靠在墊子上撐起身體，這方式只需要較少的力量和平衡度，但可以協助你練習相同的動作，慢慢地再提升到使用單槓。

練習9：翻滾香蕉

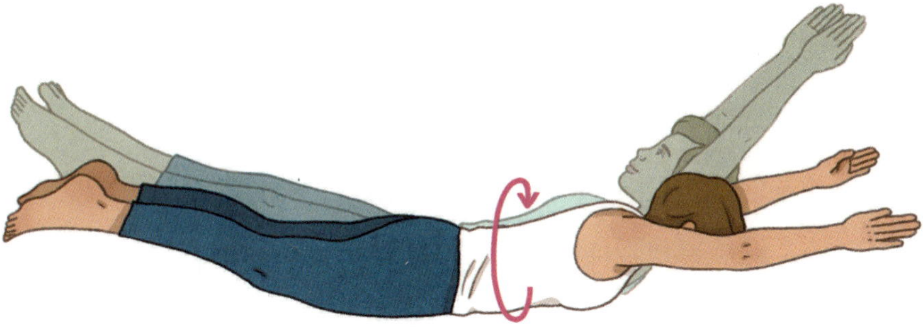

在本書的最後一項運動中，你會回到地板上，所有的工具和器材都擺一邊，只需要用到你的體重和核心肌肉。

我的患者中有許多人喜歡上健身房，但也有許多人受不了健身房。他們不喜歡待在一個很多人滿身大汗的環境裡，他們會覺得很無聊或很尷尬。但他們還是想要運動。我會告訴這些討厭健身房的患者說，他們不需要加入健身房——他們早就是健身房會員了。

當他們看起來一臉困惑時，我會告訴他們看看外頭，他們可以純粹出門去開始走路。然後我會問他們說，他們有沒有地板。他們的反應都是：「你說什麼？」我告訴他們，如果他們家裡或辦公室有地板，他們就有地方可以伸展身體，只需要運用身體體重就可以了。如果要的話，也可以買一些便宜的器材來輔助，像是瑜伽球和泡棉滾筒等。

步驟：

一、趴著，肚子撐地，呈現超人姿勢：雙手往前伸直，雙腿往後伸直，四肢全都朝天花板抬高，弓起下背部。

二、只運用腹部的肌肉，不要用到髖部肌肉，左右滾動直到你可以翻過身，變成仰躺著。

三、下背部打直平貼在地板上。

四、維持這姿勢三到五秒。

五、如果你的手和腿已經放下了，在下背部平貼地面時，再次把手和腿離開地面，靠收縮的下背部保持平衡。

六、運用你的核心肌肉（一樣別用到髖部肌肉），左右滾動，直到你可以翻過身，回到肚子撐地趴著的姿勢。

七、維持這姿勢三到五秒。

八、重複整個循環五次。

・保持安全・

翻滾的動作應該要很平順、很自然。不要透過踢腿來翻動身體。踢腿的動作會抵銷掉給核心帶來的許多助益，而且也會增加身體拉傷的風險。

・新手建議・

在整個翻滾過程中持續把手和腿抬高可能會很困難。你可能會感覺手和腿不自覺地放下來了。雖然不盡理想，但仍有助於你做調整，並且慢慢累積實力。

結語

正在閱讀這本書的你，很有可能在你人生中的某個時間點經歷過背痛之苦。我希望你已經瞭解到，要協助自己度過背痛的困擾，有很多事情是你能夠做的。更重要的是，你也瞭解到了你還能做得更多來預防疼痛復發。

現今有許多的治療選項，從整脊治療到針灸再到物理治療等，都有助於緩解背部疼痛。每種治療方式都有其強項及弱點。然而，各界普遍一致認同的是，不論是哪種治療方式，都應該納入運動的部分。很多時候，運動是你唯一需要的治療方式。

當疼痛患者來找我治療時，他們尋求的是舒緩疼痛。而我也會告訴他們緩解疼痛是**首要任務**。然而，我同時會讓他們知道，最重要的是要找出疼痛**背後**的根源，而且我會給予他們所需的工具，好讓他們能夠在當下協助自己療癒，必要時，未來也能派上用場。

如果你的工作區域不符合人體工學，使得你日復一日、年復一年坐姿不良，造成疼痛和機能失常，我會建議改善工作區的人體工學並且調整行爲習性。如果你的工作需要反覆搬重物，那麼就要學習正確的抬重物方式（再次強調，搬重物時千萬別讓背部肌肉放鬆，只依靠腰椎的支撐）。

不論你從事什麼工作，要預防背部疼痛，唯一最重要的方式就是擁有強健穩定的核心，因爲你所有的動作、力量和平衡都是源自你的核心。

那就是本書的重點。當然，偶爾難免可能會遇到需要尋求專業醫療照護協助的情況，特別是如果你有放射性的腿部疼痛、或者麻木感、或者你無法自行緩解的嚴重疼痛時。但即使是這些狀況，你可能仍會發現，運動才是最有效的治療方式。

最後，既然現在你已經有了能夠運用的工具，你需要做的就是加以利用。你做得越多，就越不需要我或者其他醫療照護人員的協助。一切都操之在己。

開始運動吧！認眞做心肺有氧，好好伸展肌肉，努力鍛鍊核心。療癒的力量就掌握在你的手中和你的背上！

相關資源

我發現到，在我的工作中最能帶來滿足感的，就是瞭解患者不適的源頭、教導患者理解那些症狀的成因、並且給予他們工具來輔助自身的療癒。全人健康照護是關於檢視一個人健康狀態中眾多可能的影響因素：肢體運作上的因素、化學作用的因素、情緒上的因素等。如果你有興趣更進一步探索相關議題，可以參考下列的資源：

DeFlame.com

脊骨神經醫學碩士大衛．西曼醫師（Dr. David Seaman, MS, DC）的網站。他是《消炎飲食》（*The DeFlame Diet*）的作者，這系列出色的書籍描述了食物、疼痛與慢性疾病之間的關係。

McKenzieInstituteUSA.org

獻給紐西蘭物理治療師羅賓．麥肯基（Robin McKenzie）的網站，麥肯基開發了一系列治療程序，用來確認能夠非常有效治療背部疼痛的運動方式，特別是與椎間盤病變相關的疼痛。

BackFitPro.com

該網站刊載了斯圖亞特．麥吉爾博士（Stuart McGill, PhD）的作品，麥吉爾博士是全球頂尖的研究者，從事背痛與運動之間關係的研究。

ConditionHealthNews.com

瑞奇．費希曼醫師（Dr. Ricky Fishman）的健康資訊網站，刊載費希曼醫師與其他專家學者關於背部照護、衛生健康、人體工學等的創新記事。

TheBackSchool.net

很棒的人體工學資訊，包含產品評價、課程以及背部健康的建議。

NIA.NIH.gov

美國國家老年研究所（National Institute on Aging）網站，爲美國國家衛生研究所（U.S. National Institutes of Health）旗下分支，是五十歲以上中老年人很棒的健康建議資源，內容包括運動、影片、健康資訊、運動追蹤紀錄工具。

MindfulnessCDs.com

喬．卡巴金（Jon Kabat-Zinn）是一名醫學教授，也是正念減壓課程（mindfulness-based stress reduction, MBSR）的創立者，擁有眾多著作，其中第一本著作即爲《正念療癒力》（*Full Catastrophe Living*）。他從事冥想技巧的教授，協助人們應對壓力、焦慮、疼痛與疾病。

參考資料

美國脊骨神經醫學會（American Chiropractic Association）：「背部疼痛實情與統計」(Back Pain Facts and Statistics)（未標註發布日期）ACAToday.org/Patients/What-is-Chiropractic/Back-Pain-Facts-and-Statistics

克利夫蘭醫學中心（Cleveland Clinic）：「慢性背部疼痛」(Chronic Back Pain)（未標註發布日期）my.ClevelandClinic.org/health/diseases/16869-chronic-back-pain

克利夫蘭醫學中心：「脊椎構造與功能」(Spine Structure & Function)（未標註發布日期）my.ClevelandClinic.org/health/articles/10040-spine-structure-and-function

DeFlame.com網站：「消炎事業：消炎補給品」(DeFlame Enterprise: DeFlaming Supplements)（2020年） DeFlame.com

約翰·霍普金斯醫療集團（Johns Hopkins Medicine）：「間歇性斷食：概念與原理」(Intermittent Fasting: What Is It, and How Does It Work?)（未標註發布日期）HopkinsMedicine.org/health/wellness-and-prevention/intermittent-fasting-what-is-it-and-how-does-it-work

梅約醫療教育及研究基金會（Mayo Foundation for Medical Education and Research）：「背部疼痛」(Back Pain)（2020年）MayoClinic.org/diseases-conditions/back-pain/diagnosis-treatment/drc-20369911

大都會藝術博物館（The Metropolitan Museum of Art）：「威尼斯與伊斯蘭世界：828年至1797年」（Venice and the Islamic World, 828-1797）（未標註發布日期）MetMuseum.org/exhibitions/listings/2007/venice-and-the-islamic-world

加州大學舊金山分校環境、衛生、安全系所（Office of Environment, Health and Safety, University of California San Francisco）：「維持中性姿勢」（Maintain a Neutral Posture）（未標註發布日期）EHS.UCSF.edu/maintain-neutral-posture

大衛·羅伯森（David Robertson）、迪內什·庫姆布雷（Dinesh Kumbhare）、保羅·諾萊特（Paul Nolet）、約翰·斯伯利（John Srbely）和吉納維芙·紐頓（Genevieve Newton）：「加拿大青年人口下背部疼痛與抑鬱症和身心症之間的關聯性」（Associations between Low Back Pain and Depression and Somatization in a Canadian Emerging Adult Population），刊載於《加拿大脊骨神經醫學會期刊》（*The Journal of the Canadian Chiropractic Association*）（2017年）NCBI.NLM.NIH.gov/pmc/articles/PMC5596967

美國國家醫學圖書館（U.S. National Library of Medicine）：「下背部疼痛：爲何身體活動對於背痛治療如此重要」（Low Back Pain: Why Movement Is So Important for Back Pain）（2019年）NCBI.NLM.NIH.gov/books/NBK284944

WebMD.com網站：「背部手術：好處與缺點」（Back Surgery: Pros and Cons）（2020年）WebMD.com/back-pain/back-surgery-types

致謝

首先，我要感謝卡利斯托媒體出版社（Callisto Media）編輯部副總婕妮・克羅漢（Jenny Croghan）願意給我機會來撰寫這本書。在經過多次討論交流後，她給了我完美的媒介來呈現我的專業經驗。感謝兩位厲害的編輯尚恩・紐科特（Sean Newcott）和山姆・葛林斯班（Sam Greenspan）協助潤飾我的文字，但仍保留了我的風格。感謝一路上結識的良師益友：蓋瑞・雅各醫師（Gary Jacob, DC），他教導了我關於麥肯基療法（McKenzie Protocols）；馬利克・斯洛斯伯格醫師（Malik Slosberg, DC），身爲研究人員的他，向我展示了將運動納入療程中的重要性；還有南加州健康科學大學（Southern California University of Health Sciences）校長約翰・斯卡林格博士（John Scaringe, DE, EdD），多年來一直都支持著我的想法和寫作。我也要感謝脊骨神經醫學碩士大衛・西曼醫師（David Seaman, MA, DC），他在營養學與發炎症狀方面的創新成就，協助拓展了我對於飲食、生活習慣與疼痛之間關聯性的理解。我還要感謝愛莫利維爾職業醫療中心（Emeryville Occupational Medical Center）主任史蒂芬・蓋斯特醫師（Steven Gest, MD），在其整合醫療團隊中工作的期間，以及與其合作治療患者的過程中，我學習到許多關於有效整合醫學、脊骨神經學、物理治療等領域的知識。感謝我在整脊醫療超過三十年的夥伴芭芭拉・林科夫醫師（Barbara Rinkoff, DC），在私人領域和醫療領域上，我們有過無數的交流，協助形塑了我的個人哲學以及執業方式。最後，我要感謝我的妻子辛蒂・查爾斯（Cindy Charles），在我的寫作和工作上都給了我無盡的支持。

國家圖書館出版品預行編目（CIP）資料

腰背痠痛修復書：每天20分種，4週循序漸進修復腰痠背痛/瑞奇·費希曼(Ricky Fishman)著；王冠中譯. -- 二版. -- 新北市：橡實文化出版：大雁出版基地發行, 2025.09
面；　公分
譯　自：Back pain relief plan : a 20-minute exercise-based program to prevent, manage, and ease pain
ISBN 978-626-7604-86-1(平裝)

1.CST: 背痛 2.CST: 運動療法
416.616　　114009562

BH0063R

腰背痠痛修復書：每天20分鐘，4週循序漸進修復腰痠背痛

Back Pain Relief Plan: A 20-Minute Exercise-Based Program to Prevent, Manage, and Ease Pain

本書的運動計畫是專門為了促進健康和放鬆而設計，所有的運動都以一種非常溫和的方式進行，但不意味這些運動可以取代正統醫學，或是替代醫學的診斷和療程。如果您對健康狀況有疑慮，請諮詢專業醫師的協助。

作　　者　瑞奇．費希曼（Ricky Fishman）
譯　　者　王冠中
責任編輯　田哲榮
協力編輯　劉芸蓁
封面設計　小草
內頁構成　歐陽碧智
校　　對　吳小微

發 行 人　蘇拾平
總 編 輯　于芝峰
副總編輯　田哲榮
業務發行　王綬晨、邱紹溢、劉文雅
行銷企劃　陳詩婷
出　　版　橡實文化 ACORN Publishing
地址：231030新北市新店區北新路三段207-3號5樓
電話：（02）8913-1005　傳真：（02）8913-1056
網址：www.acornbooks.com.tw
E-mail信箱：acorn@andbooks.com.tw
發　　行　大雁出版基地
地址：231030新北市新店區北新路三段207-3號5樓
電話：（02）8913-1005　傳真：（02）8913-1056
讀者服務信箱：andbooks@andbooks.com.tw
劃撥帳號：19983379　戶名：大雁文化事業股份有限公司

印　　刷　中原造像股份有限公司
二版一刷　2025年9月
定　　價　480元
I S B N　978-626-7604-86-1